中医速查字典系列

主编／郭长青　秦露

刮痧疗法

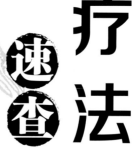

速查

中国科学技术出版社

·北　京·

图书在版编目（CIP）数据

刮痧疗法速查 / 郭长青，秦露雪主编 . — 北京 : 中国科学技术出版社，
2022.1

（中医速查宝典系列）

ISBN 978-7-5046-9161-3

Ⅰ.①刮… Ⅱ.①郭…②秦… Ⅲ.①刮搓疗法 Ⅳ.①R244.4

中国版本图书馆 CIP 数据核字 (2021) 第 165440 号

策划编辑	韩 翔 于 雷
责任编辑	延 锦
文字编辑	靳 羽
装帧设计	佳木水轩
责任印制	李晓霖

出 版	中国科学技术出版社
发 行	中国科学技术出版社有限公司发行部
地 址	北京市海淀区中关村南大街 16 号
邮 编	100081
发行电话	010-62173865
传 真	010-62179148
网 址	http://www.cspbooks.com.cn

开 本	880mm×1230mm 1/64
字 数	120 千字
印 张	6
版 次	2022 年 1 月第 1 版
印 次	2022 年 1 月第 1 次印刷
印 刷	天津翔远印刷有限公司
书 号	ISBN 978-7-5046-9161-3 / R·2772
定 价	32.00 元

编著者名单

主　编　郭长青　秦露雪

副主编　郭　妍

编　者（以姓氏笔画为序）
　　　　王军美　尹孟庭　冯小杰　邢龙飞
　　　　朱文婷　刘　聪　杜　玫　张　典
　　　　张　茜　陈烯琳　胡庭尧

内容提要

　　本书由北京中医药大学针灸推拿学院的专家学者编写而成，具有很好临床参考价值。全书共 10 章，先概要介绍了刮痧疗法，然后系统介绍了刮痧疗法的临床应用，涵盖了常见症状、内科疾病、神经精神系统疾病、骨伤科疾病、儿科疾病、妇科疾病、皮肤科疾病、五官科疾病及刮痧保健的刮痧操作。每种疾病均按照【概述】【刮痧治疗】【注意事项】编写。本书图文并茂，切合实际，使用方便，非常适合从事中医、针灸临床、教学、科研工作的人员及中医爱好者阅读参考。

前　言

　　刮痧疗法是针灸疗法中的一种独特有效的治疗方法，是针灸学的重要组成部分。

　　刮痧治疗疾病，在我国已有数千年的历史，刮痧疗法流行于民间，因其操作简单、安全有效、易学易用、经济实用、适应证广等特点，深受广大人民群众厚爱，并在防病治病、保健养生中发挥越来越大的作用。随着刮痧疗法临床应用与研究的不断发展，各种刮痧保健疗法得到了广泛普及与完善，成为针灸疗法中一个独特的医疗体系。

　　刮痧疗法是在人体体表特定的经穴部位进行有规律的刮拭，从而达到防病治病的一种外治疗法。其临床选穴来源于传统腧穴，其机制与传统经络腧穴密切相关。刮痧疗法临床应用广泛，常用于治疗内科、神经科、骨伤科、儿科、妇科、皮肤科、五官科等疾病。随着时代的发展，人们生活节奏不断加快，越来越多的人愿意选择刮痧疗法对自身的亚健康进行调理，使得刮痧疗法的应用范围也拓展到保健、减肥、美容等领域。

为了进一步促进刮痧疗法的普及和推广，我们选择了疗效较好的刮痧疗法进行介绍，简明实用，易学易记。

编著者

目 录

第 1 章　刮痧疗法总论

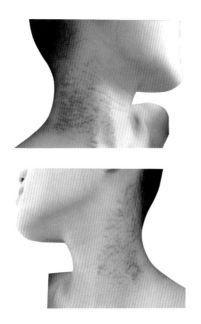

一、刮痧疗法概述

（一）刮痧与"痧"

刮痧疗法，是以中医学理论为指导，用光滑硬物器具（刮痧板、铜钱、瓷匙、水牛角等）钝缘蘸介质（植物油、清水、活血剂等），根据不同的疾病，在人体体表特定的经穴部位进行有规律的刮拭，从而达到防病治病作用的一种外治疗法。

一般来说，"痧"有三层含义：一是指痧证，是指因感受风寒暑湿燥火六淫之邪气或疫疬之秽浊出现的一些病症。如头痛、咳嗽、头面肿痛、胸闷、恶心呕吐、脘腹痞满、腹泻等，均称为痧证，又称"痧胀"或"痧气"。这些病症就是痧，是一种毒性反应的综合征，痧是许多疾病的共同表现，即所谓"百病皆可发痧"。二是指痧疹的形态，即皮肤出现红点如粟，以手指触摸皮肤，稍有阻碍的疹点，是疾病发展变化过程中反映于体表的现象。三是指"痧象"，即指经刮拭治疗后，在相应部位皮肤上所出现的皮下充血和出血改变，可见红色粟粒状、片状潮红，紫红色或暗红色的血斑、血泡等现象，称为痧象（图 1-1 至图 1-4 ）。

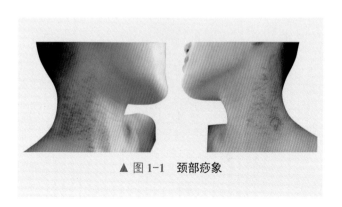

▲ 图 1-1　颈部痧象

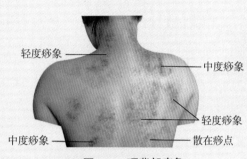

轻度痧象

中度痧象

轻度痧象

中度痧象

散在痧点

▲ 图 1-2 项背部痧象

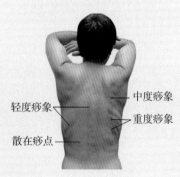

中度痧象

轻度痧象

重度痧象

散在痧点

▲ 图 1-3 背部痧象

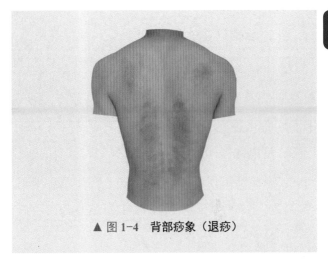

▲ 图 1-4　背部痧象（退痧）

　　一般来说，健康的人刮痧后不出痧，亚健康的人或有潜在病变的人刮痧后出痧的部位、颜色、形态与病位、病情的轻重、病程的长短有密切关系。急性病患者出痧多为粟粒状，面积较大，而慢性病患者多伴有紫暗痧或见血包。

（二）刮痧疗法的作用机制

脏腑经络的病变可以反映于体表，如胁部是肝胆经的皮部。体表出现"痧"，是内在脏腑经络疾病在发展变化过程中反映到体表皮肤上的一种表现。同样，可以通过体表出现的痧象来观察判断内在疾病，术者刮痧对皮肤特定部位的刺激也会通过经络系统传导至人体内部，以达到调理脏腑功能、治病祛邪的目的。

现代医学认为"痧证"的是许多疾病在发病过程中，由于细菌、病毒的侵害，产生毒素及有害物质，使皮下毛细血管破裂，产生自身溶血现象，大多可见到黏膜和皮下出血或充血。当疾病发生时，人体的免疫系统发挥作用，产生的病理代谢产物在体内潴留，使毛细血管通透性异常，刮拭时就出现痧的现象。所以说刮痧是一种让机体有害的代谢产

第
1
章

物通过皮肤排泄出体外，从而促进疾病痊愈，身体康复的方法。

二、刮痧器具

（一）刮具

刮痧疗法的刮具制作简单，多经济便宜，取材方便，而且可使用代用品，目前常用的刮具有以下几种（图 1-5）。

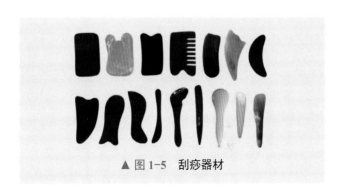

▲ 图 1-5　刮痧器材

- 植物团：常用丝瓜络、八棱麻等植物，取其茎叶粗糙纤维，去除果肉壳，捏成一团制作而成。使用时，用手握住植物团蘸少量的清水、香油或其他润滑剂于刮痧部位刮拭。民间一些偏僻农村地区仍可见使用。

- 瓷勺：瓷勺是居家常用的饮食工具，家家户户都有。使用时，单手握住勺柄，用瓷勺边缘蘸少量清水、香油、菜油等在刮痧部位刮拭。瓷勺在边远山区家庭中常用，使用时需注意其边缘是否毛糙，避免刮伤皮肤。

- 线团：可用苎麻丝或棉线等绕成一团，使用时在冷水中蘸湿，在身体一定部位刮拭。一边蘸水，一边刮拭，直到皮肤出现大片的紫黑色或紫红色斑点。这是刮痧最初形式，古时称刮痧为"刮纱"。

- 木梳背：木梳背光滑呈弧形，蘸少量清水、润滑油等即可刮痧。适用于许多旅途中应急之用。

- 贝壳刮具：蚌在江河湖海之滨常见，其外壳可制成刮痧工具。使用时，术者手持贝壳上端，在刮痧部位，一边蘸水一边刮拭，至皮肤出现痧痕为度。一般沿海或湖泊地区渔民使用较多。

- 火罐：火罐为针灸推拿科诊室常用的器具。罐口边缘平整、光滑而厚。用罐口边缘蘸少量按摩膏、红花油等作润滑剂，则可作刮痧之用。若用较小负压吸拔后在人体一定部位来回刮动，使身体局部出现红紫色的片状充血，即为走罐，其实也是刮痧的一种特殊形式。

- 玉质刮痧板：玉石制成的刮痧板，又称刮痧宝玉。玉质刮痧板使用疗效佳，但因其取材较难，价格昂贵，且易于摔破，可见于一些美容机构使用（图1-6）。

- 水牛角刮痧板：现在通常使用的刮痧板是牛角刮痧板。水牛角性寒，有清热、凉血、解毒之功效，适用于绝大多数疾病的刮痧治疗。

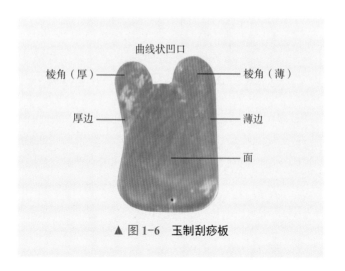

曲线状凹口

棱角（厚）

棱角（薄）

厚边

薄边

面

▲ 图1-6　玉制刮痧板

（二）刮痧介质

刮痧时使用的润滑剂多为油性剂，在刮痧板与皮肤间起润滑作用。

- 清水：清水是紧急情况下最常用的辅助材料，尤其是野外作业时发生痧证，在一时找不到其他辅助材料的情形下，清水即可充当刮痧介质。清水润滑效果较差，又无特殊药效，医疗诊所使用少。

- 植物油：常用的植物油有香油、菜油、茶油、桐油、花生油以及色拉油。因取材便利，家庭刮痧使用中多见。

- 正红花油：正红花油是外伤科常用外用药物，由红花、桃仁、麝香等药物炼制而成，有活血祛瘀、消肿止痛之功效，可用于治疗跌打损伤、虫蛇咬伤等病证。用作刮痧油可充分发挥其治疗作用，适用于挫伤、扭伤、关节疼痛等病证的刮痧治疗。

- 刮痧油：刮痧油由多种具有疏通经络、活血化瘀、消肿止痛、软坚散结功效的中药与润滑性油质提炼而成。刮痧时，在选定的刮痧部位涂以适量的刮痧油，既可免除摩擦时引起的疼痛，又可充分发挥中药的作用，尤其对慢性损伤、关节炎、落枕等病证效果较佳（图1-7）。

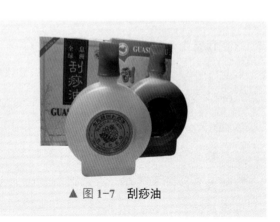

▲ 图1-7 刮痧油

三、刮痧的操作方法

（一）刮痧前的准备工作

- 选择刮具：刮痧板应边缘光滑，厚薄适中，应仔细检查其边缘有无裂纹，避免刮伤皮肤。

- 解释说明工作：初诊患者刮痧时，要做好患者的解释说明工作，介绍刮痧的一般常识，以消除患者的顾虑和紧张情绪，树立信心，取得患者的积极配合。

- 确定刮痧防治方案：临床上患者的病情各异，病程长短不同，病性或寒或热，或虚或实，病势或缓或急。临床施行刮痧治疗前，必须根据患者的具体情况，针对病程长短与病势缓急，分清寒热虚实后认真制订刮痧治疗方案。对于没有疾病，以保健为主的对象，刮痧应用力较轻，多使用厚缘，选取具有保健的穴位。对以治疗为目的的患者，则根据患者病情确定选穴、刮痧方法及操作手法的补泻等，才能取得好的治疗效果。

- 刮痧前的消毒：术者在刮痧前，务必进行消毒工作。消毒包括刮具的消毒、术者双手的消毒及患者待刮皮肤部位的消毒。消毒可用75% 医用酒精。

（二）刮痧的体位选择

刮痧时患者体位的选择，应以术者能正确取穴，操作方便，患者感到舒适自然，并能持久配合为原则。常用的体位有以下几种。

- 仰卧位：适用于头、面、颈、胸、腹及四肢前侧、内侧部的取穴与刮拭。
- 俯卧位：适用于头、颈、肩、背、腰、四肢后侧部的取穴与刮拭。

- 侧卧位：适用于头侧、面颊、颈侧、胸侧、腹侧及上下肢外侧部的取穴与刮拭。

- 仰靠坐位：适用于头部、面部、颈前和上胸部的取穴与刮拭。

- 伏案坐位：适用于头部、颈项背部的取穴与刮拭。

- 侧伏坐位：适用于头侧、面颊、颈侧、耳部的取穴与刮拭。

（三）刮痧操作手法

一般来说，刮痧方法分持具操作和徒手操作两大类。其中持具操作有刮痧法、放痧法和挑痧法3种；徒手操作有揪痧法、扯痧法、挤痧法、焠痧法和拍痧法5种。

1. 刮痧法

刮痧法分直接刮法和间接刮法两种。

(1) 直接刮法：指在患者待刮部位均匀地涂上刮痧介质以后，直接用刮痧板贴着患者皮肤反复进行刮拭，直至皮下出现痧痕为止（图 1-8）。

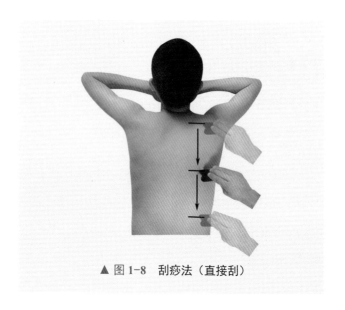

▲ 图 1-8　刮痧法（直接刮）

(2) 间接刮法：指先在患者待刮部位放置一层薄布，然后用刮痧板在布上进行刮拭。此刮法可保护患者皮肤，多适用于儿童、年老体弱者或中枢神经系统感染、高热、抽搐、部分皮肤病患者。

2. 放痧法

放痧法是一种刺血疗法，可分为泻血法和点刺法 2 种。

3. 挑痧法

挑痧法是指术者用针（常用医用三棱针）挑刺患者体表特定部位，以治疗疾病的方法。

4. 揪痧法

在施术部位涂上刮痧介质后，术者五指屈曲，用食、中指第 2 指关节对准揪痧部位，揪起皮肤，提至最高处时，两指同时带动夹起皮肤快速拧转，再松开；如此提放，反复进行 5～6 次，可听到"叭叭"声响，直至被揪部位出现痧点为止。

5.扯痧法

在施术部位涂上刮痧介质后，术者用拇、食指或用拇、食、中三指提扯患者皮肤，反复进行 5～6 次，至出现痧点为止。此法主要用于头面部、颈项部、背部的穴位。

6.挤痧法

在施术部位涂上刮痧介质后，术者用拇、食指用力挤压患者皮肤，如此反复多次，直至挤出一块块或一小排痧痕为止。

7.焠痧法

用灯心草或纸绳蘸麻油或其他植物油，点燃后快速对准施术部位，猛一接触皮肤听到"叭"的一声后快速离开，焠痧后皮肤有一点发黄或偶尔会起小泡。此法适用于小儿痄腮、喉蛾、吐泻、腹痛等病证。

8. 拍痧法

术者用虚掌或刮痧板拍打施术部位，一般适用于痛痒、麻胀的部位（图 1-9）。

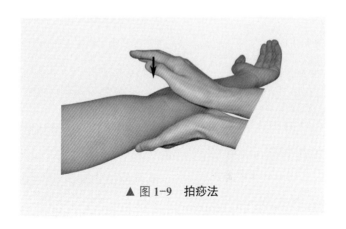

▲ 图 1-9 拍痧法

（四）各部位刮痧操作及适应证

人体整体的刮拭顺序是由上而下，先头部、颈部、背部、腰部，再胸腹部，最后上肢、下肢部。每个部位一般先刮阳经，后刮阴经；先刮人体左侧，再刮人体右侧。

1. 头部

【刮拭方法】

头部有头发覆盖，需在头发上面用刮痧板刮拭，无须涂抹刮痧润滑剂。为了增强刮拭效果可使用刮板薄面边缘、刮板角部或梳状刮板刮拭。每个部位刮 20～30 次，至头皮发热为宜。刮痧手法可采用平补平泻法，施术者一手用刮痧板刮拭，另一只手扶住患者头部，保持头部稳定。

(1) 头部两侧：从头部两侧太阳穴开始，经过头维、颔厌等穴位刮至风池穴（图 1-10）。

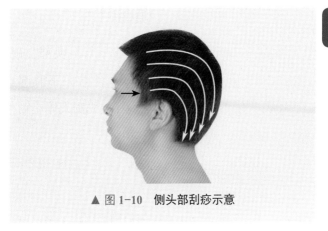

▲ 图 1-10　侧头部刮痧示意

　　(2) 头前部：从百会穴开始，经过囟会、前顶、通天、五处、头临泣等穴位刮至前头发际。

　　(3) 头后部：从百会穴开始，经过后顶、脑户、哑门等穴位刮至后头发际（图 1-11 和图 1-12）。

　　(4) 全头部：以百会穴为中心，呈放射状向四周发际处刮拭，覆盖全头部穴位和运动区、感觉区、语言区等（图 1-13 至图 1-15）。

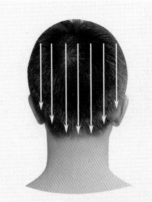

▲ 图 1-11　头后部刮痧示意

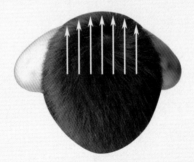

▲ 图 1-12　头后部刮痧示意（上面观）

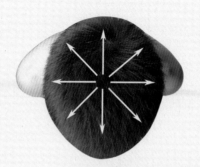

▲ 图 1-13　全头部刮痧示意（上面观）

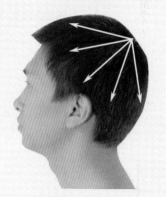

▲ 图 1-14　全头部刮痧方法示意（侧面观）

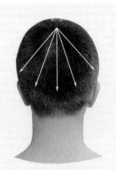

▲ 图 1-15　全头部刮痧示意（背面观）

【适应证】

刮拭头部有改善头部血液循环，疏通全身阳气之功效，可预防和治疗中风、中风后遗症、神经衰弱、各种头痛、脱发、三叉神经痛、失眠和感冒等疾病。

2.面部（图 1-16）

【刮拭方法】

面部刮拭应根据面部肌肉的走向，由内向外。

因面部出痧影响美观，手法宜轻柔，以不出痧为度，无须涂抹刮痧润滑剂，可用温开水湿润皮肤后刮拭，手法多用补法，刮拭时间宜短，忌重力大面积刮拭。可每天一次。

(1) 前额部：从前额正中线开始，经过印堂、鱼腰、丝竹空等穴位分别朝两侧刮拭，上方刮至前发际，下方刮至眉毛。

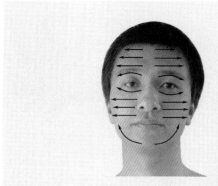

▲ 图 1-16　面部刮痧方法示意

(2) 两颧部：由内向外刮拭，经过承泣、四白、下关、听宫、耳门等穴位。

(3) 下颌部：以承浆为中心，经过地仓、大迎、颊车等穴位，分别向两侧刮拭。

【适应证】

刮拭面部有美容、养颜、祛斑的功效，可预防和治疗颜面五官科的疾病，如眼病、鼻病、耳病、面瘫、色斑、痤疮等。

3. 颈项部（图 1-17）

【刮拭方法】

刮拭颈项部大椎穴时，用力要轻柔，用补法，可用刮板棱角刮拭，以出痧为度。刮颈部两侧风池至肩井时要采用长刮法，一次到位，中途不停顿。颈部到肩上肌肉较丰富，用力可重些，即用按压力重、频率慢的手法。

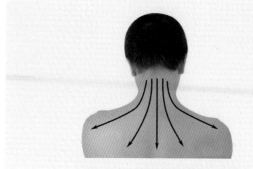

▲ 图 1-17　项背部刮痧方法示意

(1) 颈项部正中线：从哑门穴刮至大椎穴。

(2) 颈项部两侧：从风池穴开始，经过肩中俞、肩外俞、秉风穴刮至肩井、巨骨穴。

【适应证】

颈项部是人体十二正经中的手、足三阳经及督脉循行的必经之路，经常刮拭具有育阴潜阳、补益正气、防治疾病的功效，可主治颈椎病、头痛、感冒、近视、咽炎等疾病。

4. 背部（图 1-18 和图 1-19）

【刮拭方法】

背部刮拭方向是由上向下，一般先刮背正中线的督脉（从大椎刮至长强），再刮位于正中线旁开 1.5 寸和 3 寸处的两侧的膀胱经和位于正中线旁开 0.5 寸的夹脊穴。刮拭背部正中线手法宜轻柔，用补法，不可用力过重，以免伤及脊椎。可用刮板棱角点按棘突之间。背部两侧刮拭时要视患者体质、病情选用补泻手法，用力要均匀，中间不要停顿。

【适应证】

督脉和足太阳膀胱经所有穴位都与人体的五脏六腑有联系，故刮拭背部可预防和治疗全身五脏六腑的病证。如刮拭心俞可治疗冠心病、心绞痛等，刮拭肝俞可治疗黄疸、胸胁胀痛等，刮拭胆俞可治疗黄疸、胆囊炎、急慢性肝炎等，刮拭大肠俞可治疗肠鸣、便秘、腹泻、脱肛、痢疾等。背部刮痧还可用于疾病的

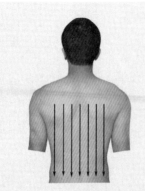

▲ 图 1-18 背部刮痧示意（一）

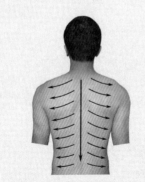

▲ 图 1-19 背部刮痧示意（二）

诊断，如刮拭肾俞部位有压痛和大量痧斑，则表示肾脏有可能发生了病变，其他穴位类推。

5.胸部（图 1-20）

【刮拭方法】

胸部正中线刮拭可从天突穴开始，经过膻中穴向下刮至鸠尾穴。胸部两侧刮拭，从正中线由内向外，先左后右，用刮板整个边缘由内向外沿肋骨走向刮拭。刮拭胸部正中线用力要轻柔，不可用力过重，宜

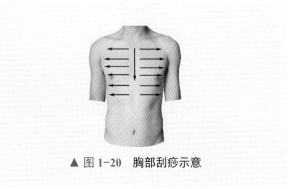

▲ 图 1-20 胸部刮痧示意

用平补平泻法，乳头处禁刮。

【适应证】

主要治疗心肺疾病，如冠心病、心绞痛、心律不齐、慢性支气管炎、支气管哮喘、肺气肿、肺心病等。另外，可预防和治疗妇科乳腺小叶增生、乳腺炎、乳腺癌等疾病。

6. 腹部（图 1-21）

【刮拭方法】

刮拭腹部正中线，从鸠尾穴开始，经过中脘穴、关元穴刮至曲骨穴。刮拭腹部两侧，从幽门穴刮至日月穴。空腹或饱餐后禁刮，近期腹部手术者禁刮，肝硬化、肝腹水、肠穿孔患者禁刮，神阙穴禁刮。

【适应证】

主治肝、胆、脾、胃、肾、膀胱、大小肠等脏腑病变，如慢性肝炎、胆囊炎、消化性溃疡、呕吐、

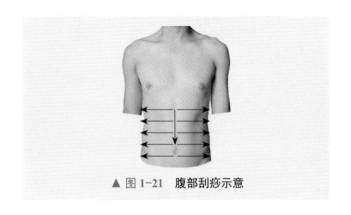

▲ 图 1-21　腹部刮痧示意

胃痛、消化不良、慢性肾炎、前列腺炎、前列腺肿大、便秘、泻泄、月经不调、卵巢囊肿、不孕症等。

7. 四肢

【刮拭方法】

　　刮拭四肢采用长刮法，刮拭距离尽量长，遇到关节部位应抬板，不可重力强刮。四肢皮下如有不明包块、感染、破溃、痣瘤等，刮拭时应避开。对下肢静脉曲张和水肿患者，刮拭方向应从下往上。

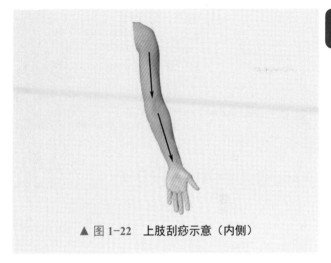

▲ 图 1-22　上肢刮痧示意（内侧）

(1) 上肢内侧：刮拭方向由上向下，尺泽穴可重刮（图 1-22）。

(2) 上肢外侧：刮拭方向由上向下，在肘关节处可作停顿，或分段刮至外关穴（图 1-23）。

(3) 下肢内侧：刮拭方向由上向下，经承扶穴至委中穴，由委中穴至跗阳穴，委中穴重刮（图 1-24）。

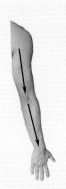

▲ 图 1-23　上肢刮痧示意（外侧）

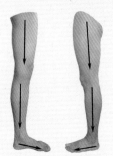

下肢内侧　　下肢外侧

▲ 图 1-24　下肢刮痧示意（内、外侧）

(4) 下肢外侧：刮拭方向由上向下，从环跳穴至膝阳关穴，由阳陵泉穴至悬钟穴（图 1–24）。

【适应证】

四肢刮痧可预防和治疗全身疾病。如刮拭上肢内侧手太阴肺经，可防治呼吸系统的病证；刮拭足阳明胃经，可防治消化系统的疾病。

8. 膝关节

【刮拭方法】

膝关节的结构较为复杂，刮拭时宜用刮板棱角刮拭，以便灵活掌握刮拭力度和方向，避免损伤膝关节。膝关节积水患者，不宜局部刮拭，可选取远端穴位刮拭。膝关节后方、后下方刮拭时易起痧疱，宜轻刮。静脉曲张及水肿患者，刮拭方向由下向上。

(1) 膝眼部：用刮板棱角先点按膝眼凹陷处，然后向外刮出。

(2) 膝关节前部：膝关节以上部分，从伏兔穴开始，经过阴市穴刮至梁丘穴；膝关节以下部分，从犊鼻穴刮至足三里穴。

(3) 膝关节内侧部：从血海穴刮至阴陵泉穴。

(4) 膝关节外侧部：从膝阳关穴刮至阳陵泉穴。

(5) 膝关节后部：从殷门穴刮至委中、委阳穴，委中穴重刮。

【适应证】

主治膝关节病变，如增生性膝关节炎、风湿性关节炎、膝关节韧带损伤、肌腱劳损、髌骨软化等。另外，刮拭膝关节部对腰、背部疾病及胃肠疾病也有一定的治疗作用。

（五）刮痧操作的注意事项

1. 刮痧术前的注意事项

(1) 刮痧治疗时皮肤需暴露，且刮痧时皮肤局部汗孔开泄，病邪之气也随之外排，但风寒之邪也可从开泄的汗孔侵袭人体。因此，刮痧治疗的环境要注意避风保暖。

(2) 选择合适的刮痧体位，以利于刮痧的操作，防止晕刮。

(3) 刮痧前应该严格消毒，防止交叉感染，术者的指甲要剪平。

(4) 操作前应在刮痧部位涂抹刮痧膏或乳液等，使皮肤光滑，以减少摩擦的阻力。

(5) 刮拭前一定要做好向患者的解释说明工作，消除其紧张恐惧心理，取得患者配合。

(6) 勿在患者过饥、过饱及过度紧张的情况下进行刮痧治疗。

2.刮痧术中的注意事项

(1) 刮拭手法要用力均匀，以患者能耐受为度，以出痧为止。

(2) 婴幼儿、年老体弱者，刮拭手法宜轻柔。

(3) 不可片面追求出痧，而用重手法或延长刮痧时间。出痧多少受患者体质、病情、服药情况以及室内的温度等多方面因素的影响。一般情况下，血瘀证、实证、热证出痧多；虚证、寒证出痧少；服药多者特别是服用激素类药物后，不易出痧；肥胖之人与肌肉丰厚者不易出痧；阳经较阴经容易出痧；室温较低时不易出痧。

(4) 刮拭过程中，要经常询问患者的感受，观察患者的表情反应。如果出现晕刮，应立即停止刮痧，采取相应的处理措施。

3. 刮痧术后的注意事项

(1) 刮痧完毕后，用干净的医用棉球擦干患者身上的水渍、油质、润滑剂等，让患者穿上衣服休息

15 分钟。

(2) 刮痧治疗使汗孔开泄，消耗体内津液，患者会感到干渴，应喝一两杯温水。

(3) 刮痧治疗后，切勿吹风受凉，若汗出要及时擦干，一般在刮痧 3 小时后方可洗浴。

4. 刮痧后的反应

刮痧后皮肤表面出现红、紫、黑色的斑点或斑块的现象，称为"出痧"。刮拭半小时后，皮肤表面的痧逐渐融合成片。深部斑块样痧逐步向体表扩散，约 10 小时后，皮肤表面逐渐呈青紫色或青黑色。刮痧后 24～48 小时，触摸出痧部位皮肤有痛感，出痧重者局部皮肤表面微微发热。如刮拭手法过重或刮拭时间过长，体质较弱者会出现短暂的疲劳反应和低热，经休息后可很快恢复正常。刮出的痧一般在5～7 天后即可消退。消退的时间与病情的轻重、出痧的部位、痧色的深浅有密切关系。一般来说，胸部、背部、上肢的痧，颜色浅的痧及皮肤表面的痧，消退较快；腹部、下肢的痧、颜色深的痧及皮下深部的痧，消退较慢；阳经所出的痧消退较快；阴经所出的痧消退较慢。

（六）晕刮

晕刮就是在刮痧过程中或刮痧过后发生的晕厥现象。患者可出现面色发白、恶心、头上出冷汗、心慌、四肢发冷，严重者出现血压下降，神志昏迷。

1. 晕刮产生的原因

(1) 患者精神过度紧张或对疼痛特别敏感。

(2) 患者空腹、熬夜及过度疲劳。

(3) 术者刮拭手法不当。

(4) 刮拭部位过多，时间过长。

2.晕刮的处理

应立即停止刮痧治疗，迅速让患者平卧，取头低脚高体位，注意保暖。安抚患者勿紧张，饮用一杯温糖水。用刮痧板角重刮百会穴，刮板棱角轻按人中穴，重刮内关、足三里和涌泉穴。静卧片刻患者即可缓解，仍未恢复者，可考虑采用现代急救措施。

（七）刮痧的禁忌证

- 有出血倾向的疾病，如血小板减少症、过敏性紫癜、白血病、血友病等，以及有凝血障碍的患者。

- 危重病症，如急性传染病、严重心脏病。

- 新发生的骨折部位不宜刮痧。外科手术瘢痕处应在手术后2个月，方可局部刮痧。恶性肿瘤患者手术后，瘢痕处慎刮。

- 传染性皮肤病不宜刮痧，如疖肿、痈疮、瘢痕、破溃、感染性皮肤病、不明原因的皮肤包块等，病灶部位禁刮。
- 年老体弱、空腹、过度疲劳、过度熬夜者，不宜刮痧。
- 对刮痧过度紧张恐惧或过敏者。
- 患有传染性皮肤病的病灶部位处、急性创伤、扭挫伤的局部、大血管分布处，心尖搏动处禁刮；孕妇、经期妇女的下腹部及三阴交穴、合谷穴、昆仑穴、至阴穴等禁刮；小儿囟门未合时，头颈部禁刮。

（八）其他

1. 刮痧的补泻手法

刮痧疗法同针刺疗法一样，分为补法、泻法和平补平泻法。补法，泛指能鼓舞正气，使低下的功能恢复正常的刮痧手法；泻法，泛指能疏泄邪气，使亢进的功能恢复正常的刮痧手法；介于补法和刮法之间叫平补平泻法，也叫平刮法。

(1) 补法：刮拭按压力度小，刮拭速度慢，刺激时间较长，刮拭顺着经脉运行方向，出痧点数量少，刮痧后加温灸等为补法。补法适用于年老、体弱、久病、重病和体形瘦弱之虚证患者。

(2) 泻法：刮拭按压力度大，刮拭速度快，刺激时间较短，刮拭逆着经脉运行方向，出痧点数量多，刮痧后加拔罐等为泻法。泻法适用于年轻体壮、新病、急病和形体壮实的实证患者。

(3) 平补平泻法：平补平泻法介于补法和泻法之间，有 3 种刮拭方法。①刮拭按压力大，速度较慢；②刮拭按压力小，速度较快；③刮拭按压力中等，速度适中。平补平泻法常用于日常保健或虚实不明显、虚实夹杂患者的治疗。

2.刮痧时间与疗程

一般每个部位刮 20～30 次，以使患者能耐受或出痧为度，每次刮拭时间以 20～25 分钟为宜。初次刮痧时间不宜过长，手法不宜过重，不片面追求出痧。每个刮出红色瘀点或瘀斑的部位必须 7 天后才能再刮，或在此期间可以更换其他部位，直到患处上清平无斑块，病症自然痊愈。通常连续治疗 7～10 次为 1 个疗程，间隔 10 天再进行下 1 个疗程。

第2章 常见症状刮痧治疗

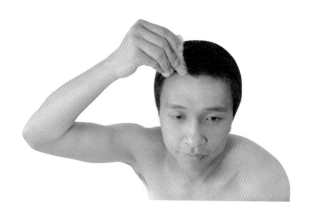

本章单独列出了一些常见症状，这些症状可出现于多种疾病，对以这些症状为主要表现，不能立即明确诊断的，可以针对这些症状对症刮痧治疗。

一、发热

【概述】

当机体在致热原的作用下或各种原因引起体温调节中枢的功能障碍时，体温升高超出正常范围，称为发热。引起发热的原因很多，最常见的是感染（包括各种传染病），其次是结缔组织病、恶性肿瘤等。临床上按发热的高低可分为低热（37.3～38℃）、中等度热（38.1～39℃）、高热（39.1～41℃）、超高热（41℃以上）。

【刮痧治疗】

取穴：大椎、至阳、肺俞、委中、曲泽、十宣。

操作方法：先刮拭以上穴位，大椎（图 2-1）、委中（图 2-2）、十宣可使用放痧法，用三棱针点刺出血。

【注意事项】

刮痧后可饮温开水，以助发汗，并尽量多休息，避风寒。

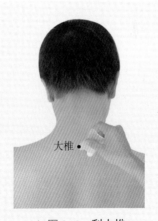

大椎

▲ 图 2-1　刮大椎

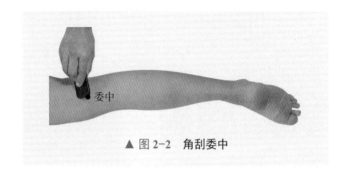

▲ 图 2-2　角刮委中

二、眩晕

【概述】

眩晕是指患者感到自身或周围环境物有旋转或摇动的一种主观感觉障碍，常伴有客观的平衡障碍，一般无意识障碍，主要由迷路、前庭神经、脑干及小脑病变引起，也可由其他系统或全身性疾病而引起。按照病变部位的不同，大致可以分为周围性眩晕和中枢性眩晕两大类。周围性眩晕多数与耳部疾病有关，可见于梅尼埃病、迷路炎、内耳药物中毒、前庭神经元炎、晕动病等。周围性眩晕发作时多伴有听力减退、耳鸣、恶心、呕吐、出冷汗等症状。中枢性眩晕是由脑组织、脑神经疾病引起，如椎 – 基底动脉供血不足、高血压脑病、听神经瘤、脑血管病变、癫痫等。

【刮痧治疗】

取穴：百会至风府、风池至肩井、头维至率谷、足三里、太冲。

操作方法：先刮百会至风府（图 2-3），风池至肩井（图 2-4），头维、率谷（图 2-5），再刮足三里、太冲（图 2-6）。

【注意事项】

患者应保持心情舒畅，消除紧张情绪及顾虑；饮食宜少盐，避免刺激性食物及烟酒；发作时应卧床休息，室内宜安静，空气宜通畅，光线尽量暗些。

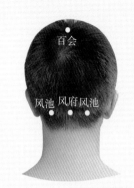

▲ 图 2-3　刮百会到风府

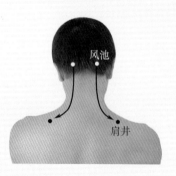

▲ 图 2-4　刮风池到肩井

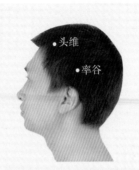

▲ 图 2-5　刮头维、率谷

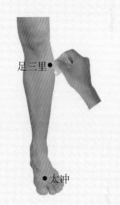

▲ 图 2-6　刮足三里、太冲

三、头痛

【概述】

头痛通常局限于头颅上半部，包括眉弓、耳轮上缘和枕外隆突连线以上部位的疼痛。头痛是临床上常见的一种自觉症状，其发病机制复杂，可单独出现，也可见于各种急慢性疾病。刮痧对于多数功能性头痛疗效较好。

【刮痧治疗】

临床上根据疼痛所在部位，来分辨其病属何经，再进行治疗。如前头痛属阳明经头痛；后头痛属太阳经头痛；头顶痛属厥阴经头痛；两侧头痛则属少阳经头痛。根据不同部位的头痛进行治疗。

(1) 前头痛

取穴：上星至神庭、头临泣至阳白、印堂、头维、合谷。

操作方法：先刮上星至神庭、头临泣至阳白，再刮头维（图 2-7）、印堂（图 2-8），最后刮合谷（图 2-9）。

(2) 后头痛

取穴：后顶至脑户、天柱、昆仑。

操作方法：先刮后顶至脑户、天柱（图 2-10），再刮昆仑。

(3) 头顶痛

取穴：百会。

操作方法：以百会为中心向四周刮拭（图 2-11）。

(4) 偏头痛

取穴：侧头部、丝竹空至耳和髎、侠溪至足临泣。

操作方法：自头维及鬓角处开始，从前向后成弧形沿耳部，经过耳尖、耳后刮至风池及后发际，左右各 30 次（图 2-12）。再刮丝竹空至耳和髎，最后刮侠溪至足临泣。

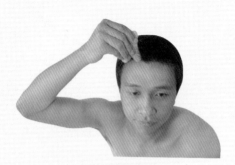

▲ 图 2-7 厉刮头维穴

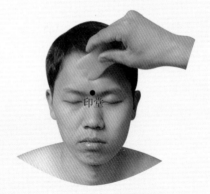

▲ 图 2-8 刮印堂

第2章

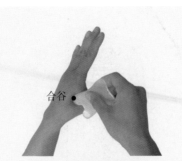

▲ 图 2-9　角刮合谷

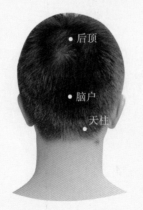

▲ 图 2-10　刮后顶至脑户、天柱

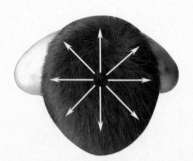

▲ 图 2-11　头顶痛刮痧

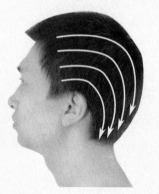

▲ 图 2-12　偏头痛刮痧

【注意事项】

保证充足的睡眠，戒烟酒，忌食辛辣及巧克力、咖啡、可可、浓茶等。

四、咳嗽

【概述】

咳嗽是人体的一种保护性呼吸反射动作。通过咳嗽能有效清除呼吸道内的分泌物或进入气道内的异物。如长期、频繁、剧烈咳嗽影响到工作、休息，甚至引起呼吸肌疼痛，则属病理现象。咳嗽常伴有咳痰，可见于多种呼吸道疾病、胸膜疾病、心血管疾病等。

【刮痧治疗】

取穴：大杼至肺俞、列缺至尺泽、中府。

操作方法：先刮大杼至肺俞（图 2–13），再刮列缺（图 2–14）至尺泽，最后刮中府（图 2–15）。

【注意事项】

加强锻炼，多进行户外活动，提高机体抗病能力；气候变化时应及时增减衣服，防止过冷或过热；经常开窗通气，保持室内空气新鲜。

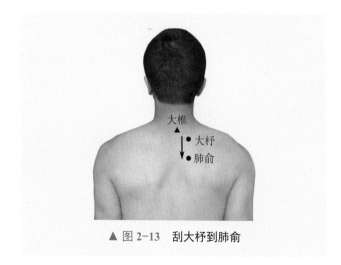

▲ 图 2–13　刮大杼到肺俞

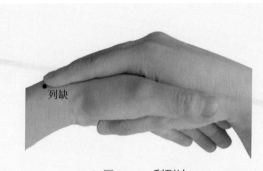

▲ 图 2-14　刮列缺

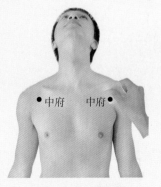

▲ 图 2-15　刮中府

五、咽喉肿痛

【概述】

咽喉肿痛是口咽和喉咽部病变的常见症状。症见咽喉部红肿疼痛、吞咽不适或吞咽困难，常伴咳嗽、头痛等。咽喉肿痛可见于多种疾病，如感冒、急性扁桃体炎、急性咽炎和单纯性喉炎、扁桃体周围脓肿等。

【刮痧治疗】

取穴：天突、合谷、尺泽、商阳、少商、内庭。

操作方法：先刮天突（图2-16），再刮尺泽、合谷、商阳、少商，最后刮内庭。

【注意事项】

忌烟、酒以及辛辣刺激性食物。

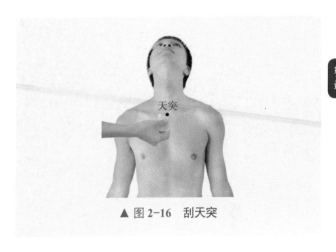

天突

▲ 图 2-16　刮天突

六、恶心、呕吐

【概述】

恶心、呕吐是临床常见症状，常伴有皮肤苍白、头晕、流涎、脉缓、血压降低等症状。恶心、呕吐均是复杂的反射动作，可将有害物质从胃排出而起保护作用，但持久而剧烈的恶心、呕吐可引起机体水电解质紊乱。恶心、呕吐可见于多种疾病，如急慢性胃炎、贲门痉挛、幽门痉挛、胃扩张、胰腺炎、胆囊炎、胃神经官能症等。

【刮痧治疗】

取穴：膈俞至胃俞、膻中至中脘、足三里、内关。

操作方法：先刮膈俞至胃俞，再刮膻中至中脘（图2-17），最后刮足三里（图2-18）、内关（图2-19）。

【注意事项】

刮痧术前嘱患者不要进食，饮用少量温水即可，术中要观察患者是否有呕吐反应，若有呕吐，应立即停止刮痧。患者避免进食不洁食物，不可暴饮暴食，忌食生冷辛辣之品。

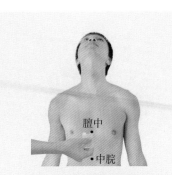

▲ 图 2-17　刮膻中到中脘

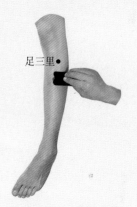

▲ 图 2-18　刮足三里

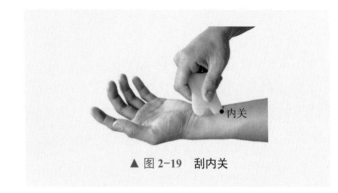

▲ 图 2-19　刮内关

七、腹痛

【概述】

　　腹痛是临床极常见的症状，往往也是病人就诊的重要原因。腹痛可由各种腹腔内外脏器的疾病引起。按腹痛起病缓急、病程长短可分为急性与慢性两类。腹痛的病因复杂，包括炎症、肿瘤、出血、梗阻、穿孔、创伤及功能障碍等。腹痛病变的性质可为器质性，也可为功能性。

【刮痧治疗】

取穴：脾俞至大肠俞、中脘、天枢、关元至气海、足三里。

操作方法：先刮脾俞至大肠俞（图 2-20），再刮中脘、天枢，关元至气海（图 2-21），最后刮足三里（图 2-22）。

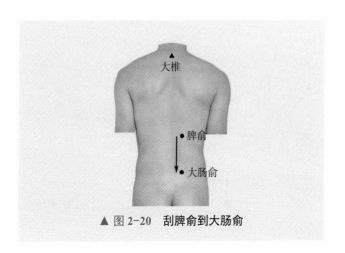

▲ 图 2-20　刮脾俞到大肠俞

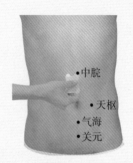

▲ 图 2-21　刮中脘、气海、关元、天枢

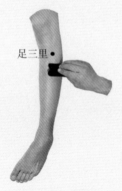

▲ 图 2-22　刮足三里

【注意事项】

患者平时应节制饮食，宜进食易消化食物，忌食肥甘厚味和醇酒辛辣；适寒温，保持心情舒畅。当腹痛较为严重时，应结合其他疗法进行综合治疗。

八、腹泻

【概述】

腹泻是指排便次数增多，粪质稀薄，水分增加，或带有未消化食物或脓血、黏液。腹泻常伴有排便急迫感、肛门不适、失禁等症状。腹泻分急性和慢性两类，急性腹泻发病急剧，病程在 2～3 周；慢性腹泻发病缓慢，病程在 2 个月以上。引起腹泻的疾病很多，以消化系统疾病最为常见，也可由全身性疾病引起，如内分泌疾病、神经功能紊乱等。

【刮痧治疗】

取穴：脾俞至大肠俞、中脘至气海、足三里至上巨虚、阴陵泉。

操作方法：先刮脾俞至大肠俞（图2-23），再刮中脘至气海（图2-24），最后刮足三里至上巨虚（图2-25）、阴陵泉（图2-26）。

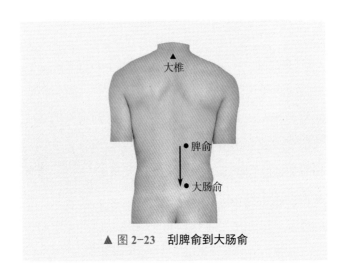

▲ 图2-23　刮脾俞到大肠俞

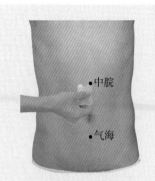

▲ 图 2-24　刮中脘、气海

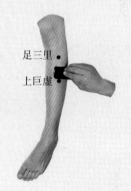

▲ 图 2-25　刮足三里、上巨虚

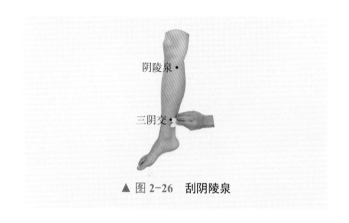

▲ 图 2-26　刮阴陵泉

【注意事项】

注意饮食卫生，增强体质，平时应加强户外活动，提高对自然环境的适应能力。

九、自汗、盗汗

【概述】

自汗、盗汗是指以汗液外泄失常为主要临床表现的一种病证。其中，不因外界环境因素的影响，而在醒觉状态下出汗称为"自汗"；在睡眠中出汗，醒后汗自停的现象称为"盗汗"。自汗、盗汗作为症状，既可单独出现，亦常伴见于其他疾病过程中，如甲状腺功能亢进、自主神经功能紊乱、风湿热、结核病等。

【刮痧治疗】

取穴：大椎、心俞、膈俞、膏肓、肾俞、孔最、复溜、阴郄。

操作方法：先刮大椎、心俞、膈俞、膏肓、肾俞（图 2-27），再刮孔最、阴郄（图 2-28），最后刮复溜。

【注意事项】

患者应加强必要的体育锻炼，养成有规律的生活习惯，注意劳逸结合。禁食辛辣动火食物。

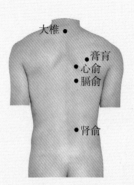

▲ 图 2-27　刮大椎、心俞、膈俞、膏肓、肾俞

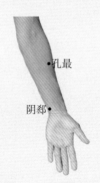

▲ 图 2-28　刮孔最、阴郄

第 3 章　内科疾病刮痧治疗

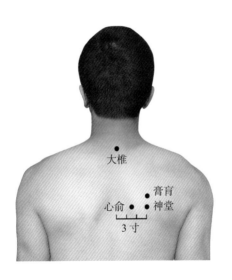

大椎

膏肓
心俞　　　神堂

3寸

一、高血压病

【概述】

高血压病按起病缓急和病程进展，可分为缓进型和急进型，以缓进型多见。

缓进型起病缓慢，主要表现为头晕，头痛。早期多无症状，偶尔体检时发现血压增高，或在精神紧张、情绪激动或劳累后有头晕、头痛、眼花、耳鸣、失眠、乏力、注意力不集中等症状，可能系高级神经功能失调所致。早期血压仅暂时升高，随病程进展血压持续升高，脏器受累。

急进型多起病急骤，病情进展迅速，血压升高明显，伴有剧烈头痛、视力障碍、恶心、呕吐、抽搐、昏迷、一过性偏瘫、失语等。

高血压病的特殊临床表现如下。

(1) 高血压脑病因血压骤升、脑血管痉挛、颅内压增高出现剧烈头痛、眩晕、眼花、肢体麻木、精神错乱、恶心、呕吐、抽搐甚至昏迷，或暂时性偏瘫，半身感觉障碍，失语。

(2) 高血压危象：因全身细小动脉暂时性强烈痉挛，导致血压急剧升高，出现剧烈头痛，耳鸣眼花、恶心、呕吐、心悸，暂时性失眠，甚至出现肺水肿、心绞痛。

【刮痧治疗】

取穴：百会至风府、风池、涌泉、肝俞、肾俞、足三里、太冲。

操作方法：先刮百会至风府、风池（图 3-1），再刮肝俞、肾俞（图 3-2），最后刮足三里、太冲（图 3-3）、涌泉。

【注意事项】

(1) 头痛、眩晕是高血压病的常见症状，对头痛眩晕患者应常规检测其血压，刮痧法适用于 1、2 级

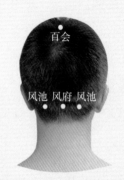

▲ 图 3-1 刮百会到风府、风池

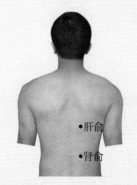

▲ 图 3-2 刮肝俞、肾俞

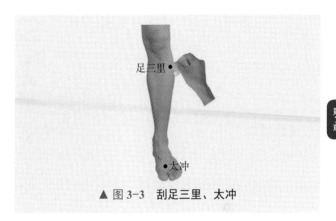

▲ 图 3-3 刮足三里、太冲

高血压患者，若血压达到 3 级，应及时服用降压药进行治疗。

(2) 饮食宜清淡，忌辛辣，戒烟酒，控制过度肥胖。

(3) 高血压发病与中枢神经功能紊乱有关，应注意劳逸结合。

(4) 高血压病患者宜保持心情愉悦，要防止情绪激动，精神兴奋紧张，以免发生脑血管、心血管意外。

二、冠心病

【概述】

冠心病是冠状动脉粥样硬化性心脏病的简称，主要症状为心前区发作性憋闷，疼痛，疼痛性质为隐痛、胀痛、刺痛、绞痛、灼痛，可放射至肩背、前臂、咽喉、上腹部，甚至可达中指、小指，多伴心悸、气短、濒死感、活动后加重等。

【刮痧治疗】

取穴：大椎、膏肓、神堂、心俞、内关、郄门。

操作方法：先刮大椎、膏肓、神堂、心俞（图3-4），再刮郄门、内关（图3-5）。

【注意事项】

(1) 冠心病者，应定期检查，注意病情变化。如

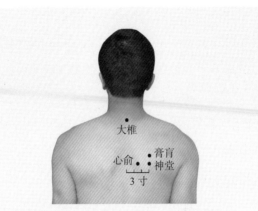

▲ 图 3-4　刮大椎、膏肓、心俞、神堂

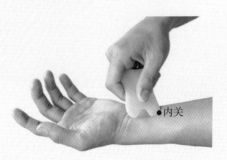

▲ 图 3-5　刮内关

心绞痛急性发作，应就地休息，服药治疗。如冠心苏合香丸、麝香保心丸、速效救心丸；或含化消心痛、硝苯地平、硝酸甘油片；必要时吸氧，心情紧张者，服安定辅助治疗。

(2) 平素生活要有规律。适当的体育锻炼不但能预防肥胖，改善心肺功能，增强应变能力；还能减少高脂血症、糖尿病、高血压、高黏血症和血栓的发生。锻炼的方式因人而异，一般以太极拳、散步、气功操为宜。

(3) 合理的饮食、良好的卫生习惯对防止冠心病的发生和进展有重要作用。以素食、青菜、水果为主要饮食，将会减低血胆固醇、脂蛋白的升高；菜油、花生油、玉米油有助于降低血中胆固醇，可多食用。养成良好的生活习惯，保持大便通畅；洗澡水宜温不宜热。

三、心律失常

【概述】

心律失常指心律起源部位、搏动频率与节律以及冲动传导等的异常，患者自觉心悸、心慌，甚则不能自主的一种疾病。症见自觉心慌不安，心跳剧烈，神情紧张感，不能自主，心烦，心跳或快或慢，呈阵发性或持续不止，或伴有气短、倦怠、眩晕、失眠、健忘、呼吸急促等。

【刮痧治疗】

取穴：大椎至至阳、心俞至胆俞、神门、内关。

操作方法：先刮大椎至至阳、心俞至胆俞（图3-6），再刮内关（图3-7）、神门（图3-8）。心惊胆怯加刮间使（图3-9）、胆俞；气短乏力加刮膈俞、脾俞（图3-10）、足三里（图3-11）；面赤，腰膝酸软加刮肾俞、太溪（图 3-12）、涌泉、劳宫。

【注意事项】

(1) 患者日常生活中要注意调节情志，劳逸结合，多参加户外活动。

(2) 饮食有节，进食营养丰富易消化的食物，忌过饥、过饱、生冷辛辣、烟酒、咖啡、浓茶，宜低脂、清淡饮食。

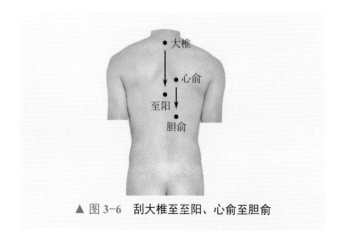

▲ 图 3-6　刮大椎至至阳、心俞至胆俞

第3章

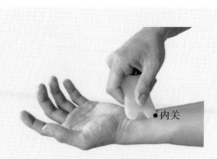

▲ 图 3-7　刮内关

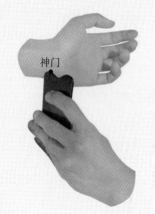

▲ 图 3-8　神门

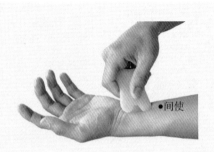

▲ 图 3-9 刮间使

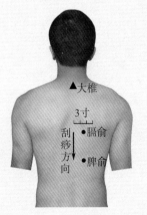

▲ 图 3-10 刮膈俞、脾俞

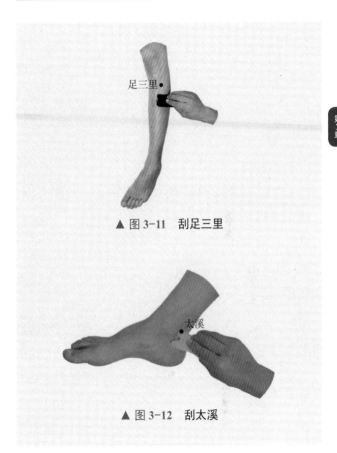

▲ 图 3-11 刮足三里

▲ 图 3-12 刮太溪

(3) 起居有规律，不要过度熬夜，保持充足的睡眠。

四、低血压

【概述】

低血压，是指动脉血压的收缩压低于 90mmHg 和（或）舒张压低于 60mmHg。低血压分急性低血压和慢性低血压。

急性低血压主要表现为晕厥与休克。慢性低血压见面色萎黄、消瘦、头痛、眩晕、耳鸣、心慌、乏力、气短、脸色苍白、手足发凉、自汗、健忘等症，严重者可见视力、听力下降、四肢冷、心悸、呼吸困难、共济失调、发音含糊、经常跌倒出现骨折，甚至昏厥。

【刮痧治疗】

取穴：百会、厥阴俞至膈俞、膻中至中脘、气海至关元、足三里、三阴交。

操作方法：先刮百会（图 3-13），再刮厥阴俞至膈俞，然后刮膻中至中脘（图 3-14）、气海至关元（图 3-15），最后刮足三里（图 3-16）、三阴交（图 3-17）。

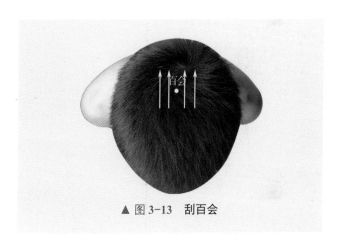

▲ 图 3-13　刮百会

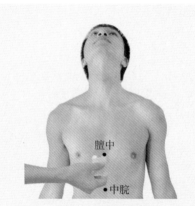

膻中

中脘

▲ 图 3-14　刮膻中到中脘

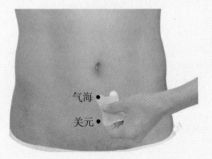

气海

关元

▲ 图 3-15　刮气海、关元

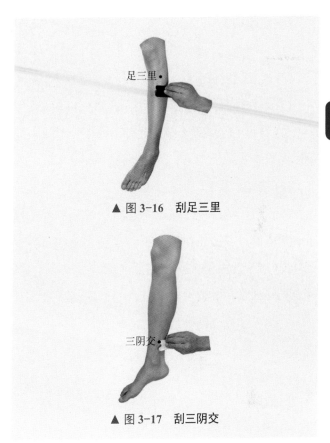

▲ 图 3-16　刮足三里

▲ 图 3-17　刮三阴交

【注意事项】

(1) 忌烟酒。

(2) 避免过度疲劳。

(3) 调整睡眠方式，将床头抬高 20～30 厘米。

(4) 晨起动作要缓，肢体屈伸动作不要过快，提举重物或排便后起立动作都要慢些。

(5) 洗澡水宜温，不宜过热、过冷。

(6) 对有下肢血管曲张的老人尤宜穿有弹性的袜子、紧身裤，以加强静脉回流。

(7) 对于急性失血引起的低血压，须立即抢救，补充循环血量，挽救生命。

五、高脂血症

【概述】

高脂血症是指由于脂肪代谢或运转异常使血浆

中一种或几种脂质高于正常。多数高血脂症患者无明显不适症状，大多是体检或做检查时发现。部分患者可有头痛、眩晕、目干、心烦胸闷等症状。

【刮痧治疗】

取穴：曲池、足三里、丰隆、三阴交、阴陵泉。

操作方法：先刮曲池（图 3-18），再刮阴陵泉、三阴交（图 3-19）、足三里、丰隆（图 3-20）。

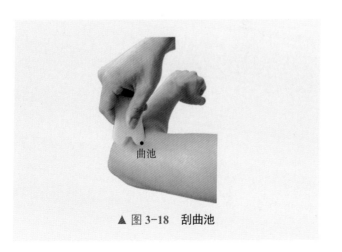

▲ 图 3-18　刮曲池

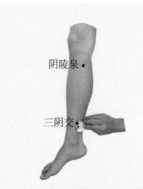

阴陵泉

三阴交

▲ 图 3-19　刮阴陵泉、三阴交

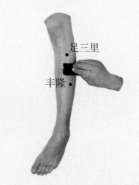

足三里

丰隆

▲ 图 3-20　刮足三里、丰隆

【注意事项】

(1) 戒烟酒，宜低脂低糖饮食，少食或忌食动物油、蛋黄、动物内脏、鱼子和脑等，多食水果、蔬菜、豆制品、瘦肉等。

(2) 加强体育锻炼，保持正常体重。

六、糖尿病

【概述】

糖尿病是由多种病因引起的以高血糖为特征的代谢紊乱。本病初起，有的患者可无明显症状，但化验见血糖、尿糖升高。临床典型症状是"三多一少"，即多尿、多饮、多食、消瘦，常伴见疲乏、虚弱无力、皮肤瘙痒，尤多见于女阴部、四肢酸痛、麻木、腰痛、性欲减退、阳痿不育、月经失调、便秘、视力障碍等。

【刮痧治疗】

取穴：肝俞至肾俞、魂门至志室、血海、尺泽、曲池、足三里、太溪。

操作方法：先刮肝俞至肾俞、魂门至志室（图3-21），再刮尺泽、曲池（图3-22），最后刮血海（图3-23）、足三里、太溪（图3-24）。

【注意事项】

一旦确诊为糖尿病，则需综合治疗。治疗期间仍应结合西医控制血糖以延缓对其他系统的危害。对于急性感染、酮症酸中毒、高渗性昏迷等危急重症应积极予以急救措施进行救治。

刮痧可改善症状，降低对降糖药物的耐受。平时患者应注意配合饮食治疗、体育锻炼，进行自我检测血糖。

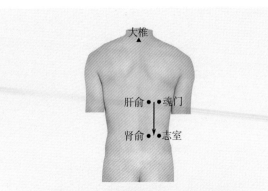

▲ 图 3-21 刮肝俞至肾俞、魂门至志室

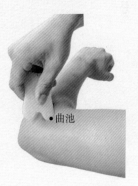

▲ 图 3-22 刮曲池

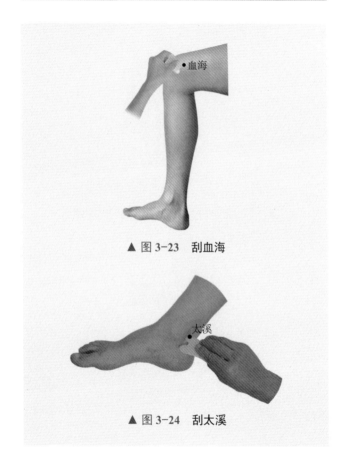

▲ 图 3-23　刮血海

▲ 图 3-24　刮太溪

七、甲状腺功能减退症

【概述】

甲状腺功能减退症简称甲减，又称黏液性水肿，是由多种原因引起的甲状腺激素合成、分泌或生物效应不足所致的一种内分泌疾病。

因病情严重程度不一，患者临床表现也大不相同，有些患者无临床症状，极少数患者出现黏液性水肿昏迷。常见症状有面部、胫前、手、足的非凹陷性水肿，皮肤增厚、粗糙、干燥，头发干、粗、脆、生长缓慢，头发、眉毛及四肢毛发脱落，指(趾)甲生长缓慢、增厚、易脆裂，心率减慢，畏冷，舌大，通常食欲减退，但大多数病人体重增加，恶心呕吐，腹胀，便秘，疲乏无力，缺乏活力，焦虑，抑郁，反应迟钝，语速减慢，记忆力下降，动作迟缓，淡漠，嗜睡等。

【刮痧治疗】

取穴：脾俞、肾俞、中脘、气海、关元、足三里。

操作方法：先刮脾俞、肾俞（图 3-25），再刮中脘、气海、关元（图 3-26），最后刮足三里（图 3-27）。

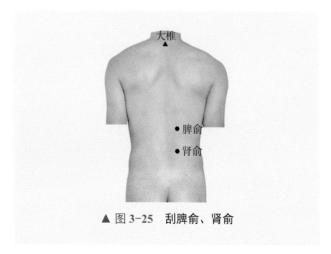

▲ 图 3-25　刮脾俞、肾俞

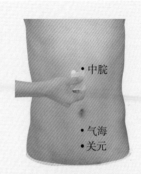

▲ 图 3-26　刮中脘、气海、关元

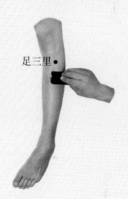

▲ 图 3-27　刮足三里

【注意事项】

(1) 对缺碘地区进行人群普查，早发现早治疗。

(2) 补碘。多食含碘量高的食物，食用加碘食盐。

八、甲状腺功能亢进症

【概述】

甲状腺功能亢进症简称甲亢，是由多种原因引起的甲状腺激素分泌过多所致的一种常见内分泌疾病。临床主要表现为多食、消瘦、畏热、多汗、心悸、激动等高代谢症候群，神经和血管兴奋增强，以及不同程度的甲状腺肿大和眼突、手颤、颈部血管杂音等为特征，严重可出现昏迷甚至危及生命。

【刮痧治疗】

取穴：夹脊（胸椎 $_{3\sim5}$）、天突、气舍、期门、神门、太渊、内关、间使、足三里。

操作方法：先刮夹脊（胸椎 $_{3\sim5}$）（图 3-28），再刮天突（图 3-29）、气舍、期门（图 3-30）、最后刮神门、太渊、内关、间使、足三里。

【注意事项】

甲亢患者饮食宜高热量、高蛋白、富含维生素的食物；忌食含碘量高的食物，如海带、海鱼等海产品，忌烟酒及辛辣食品。

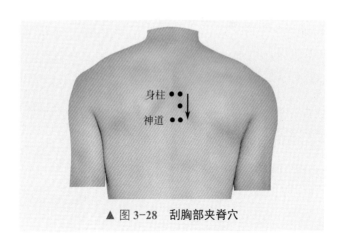

▲ 图 3-28　刮胸部夹脊穴

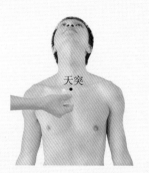

▲ 图 3-29　刮天突

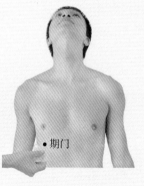

▲ 图 3-30　刮期门

九、慢性肺源性心脏病

【概述】

慢性肺源性心脏病是指慢性肺胸疾病或肺血管慢性病变，逐渐引起肺循环阻力增加、肺动脉高压，进而造成右心室肥大，最后发生心力衰竭的一类心脏病。

本病病程进展缓慢，患者多见慢性咳嗽、咳痰或哮喘，逐步出现乏力、呼吸困难、紫绀、心悸胸闷、气喘、上腹胀痛、食欲不振、恶心甚至呕吐、水肿、尿少等症，病情严重者可发生休克。

【刮痧治疗】

取穴：肺俞、厥阴俞、心俞、肾俞、膻中、气海、关元、曲泽、内关及前臂内侧、三阴交。

操作方法：先刮肺俞、厥阴俞、心俞、肾俞（图3-31），再刮膻中（图3-32）、气海、关元（图3-33），然后刮曲泽、内关及前臂内侧（图 3-34），最后刮三阴交（图 3-35）。

【注意事项】

(1) 平时生活要有规律，起居有常，注意保暖。

(2) 饮食宜清淡，以易消化的高蛋白、高热量、高维生素食物为主，忌烟酒。

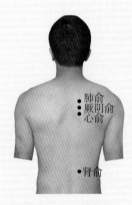

▲ 图 3-31　刮背俞穴

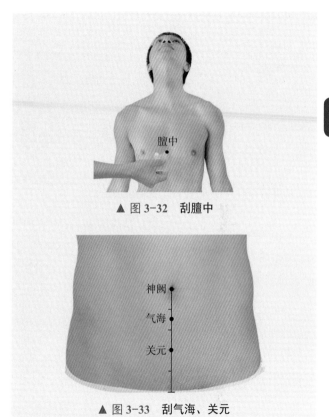

▲ 图 3-32　刮膻中

▲ 图 3-33　刮气海、关元

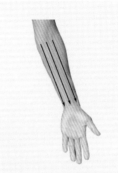

▲ 图 3-34　刮前臂内侧

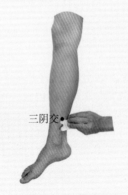

三阴交

▲ 图 3-35　刮三阴交

(3) 要适当参加锻炼，提高自身防御疾病的能力。

十、支气管炎

【概述】

支气管炎分为急性支气管炎和慢性支气管炎。急性支气管炎是由于感染、物理、化学刺激等因素引起的支气管黏膜的急性炎症，是婴幼儿时期的常见病、多发病，往往继发于上呼吸道感染之后，也常为肺炎的早期表现。临床以咳嗽伴 (或不伴) 有支气管分泌物增多为特征。慢性支气管炎是指气管、支气管黏膜及其周围组织的慢性非特异性炎症，临床上以长期咳嗽、咳痰或伴有喘息及反复发作为特征。

【刮痧治疗】

取穴：大杼至肺俞、列缺、尺泽、中府。

操作方法：先刮大杼至肺俞（图3-36），再刮尺泽至列缺（图3-37），最后刮中府（图3-38）。痰多加刮足三里、丰隆、鱼际、阴陵泉；胸痛加刮天突至膻中（图3-39）；胁痛加刮支沟（图3-40）；咽喉干痒加刮照海；痰中带血加刮孔最。

【注意事项】

(1) 对急性支气管炎初起，病程短者，使用刮痧板的薄缘在所选穴位刮动，用力稍大。对慢性支气管炎病程长者，使用刮痧板的厚缘在所选穴位刮动，用力稍小。

(2) 慢性支气管炎发病应积极控制感染、促使排痰。

(3) 保持良好的家庭环境卫生，保持室内空气流通，戒烟，注意保暖。

(4) 加强体育锻炼，增强体质，在气候变化和寒冷季节，注意保暖，预防感冒。

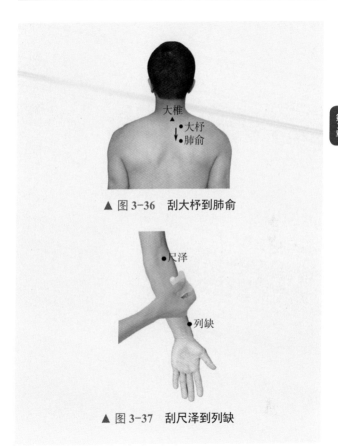

▲ 图 3-36　刮大杼到肺俞

▲ 图 3-37　刮尺泽到列缺

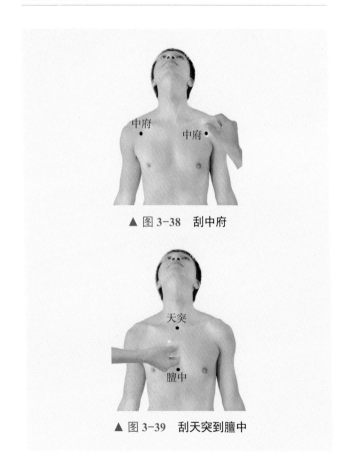

▲ 图 3-38　刮中府

▲ 图 3-39　刮天突到膻中

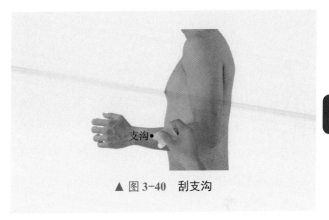

▲ 图 3-40 刮支沟

十一、肺炎

【概述】

肺炎是指终末气道，肺泡和肺间质的炎症。起病前常有受凉淋雨、疲劳、上呼吸道感染，起病多急骤，可见高热、寒战、胸痛、咳嗽、咳痰及呼吸困难，常伴恶心、呕吐、周身不适和肌肉疼痛等症状。咳嗽一开始可能无痰，逐渐变成脓性，带血丝或"铁锈"痰液。

【刮痧治疗】

取穴：大椎、肺俞、身柱、大杼、膻中、曲池、尺泽。

操作方法：先刮大椎、大杼、肺俞、身柱（图3-41），再刮膻中（图3-42），最后刮曲池、尺泽（图3-43）。可配以三棱针点刺少商、中冲穴，各放血

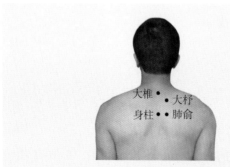

▲ 图3-41 刮大椎、大杼、肺俞、身柱

第3章

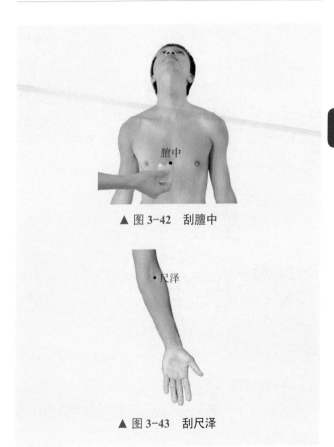

膻中

▲ 图 3-42　刮膻中

•尺泽

▲ 图 3-43　刮尺泽

1～2 滴，或点刺十宣放血。

【注意事项】

(1) 肺炎患者应接受抗生素治疗，刮痧疗法为配合治疗。

(2) 加强体育锻炼，增强体质，提高自身的免疫力，易感病邪及免疫力低下者可接种疫苗。

十二、支气管哮喘

【概述】

支气管哮喘，简称哮喘。临床上表现为反复发作的喘息、气促、胸闷或咳嗽等症状，多在夜间或凌晨发作、加剧，常伴有广泛而多变的呼气流速受限，多数患者可自行缓解或经治疗缓解。严重者可被迫采取坐位或呈端坐呼吸，干咳或咯大量白色泡沫痰，甚至出现发绀等。哮喘症状可在数分钟内发作，经数小时至数天，用药或自行缓解。早期或轻症的患者多数以发作性咳嗽和胸闷为主要表现。

【刮痧治疗】

取穴：定喘、风门至肺俞、脾俞至肾俞、太渊、足三里。

操作方法：先刮背部定喘、风门至肺俞、脾俞至肾俞（图 3-44），再刮前臂部、太渊（图 3-45），最后刮下肢部足三里（图 3-46）。

【注意事项】

(1) 哮喘属顽疾，疗程较长，需坚持治疗方可收效。若配合灸法，穴位敷贴等治疗，效果更佳。

(2) 发作严重或哮喘持续状态应配合药物治疗。

(3) 减少室内其他产生异体蛋白的来源，室内要避免潮湿、阴暗，减少霉菌的滋生，避免种植一些有花植物，特别是当春季花粉飘扬时宜关闭门窗。室内不要喂养各种宠物。

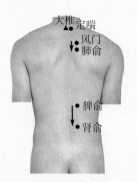

▲ 图 3-44 刮定喘、风门至肺俞、脾俞至肾俞

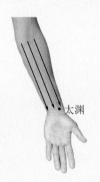

▲ 图 3-45 刮太渊

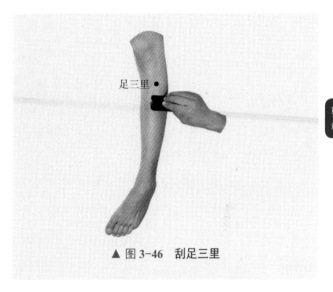

足三里

▲ 图 3-46　刮足三里

(4) 忌食荤腥油腻及辛辣食物，如黄鱼、带鱼、虾、蟹、肥肉、辣椒、咖喱、胡椒、蒜、葱、韭菜等。

(5) 戒烟酒。

十三、胃炎

【概述】

胃炎即为胃黏膜的炎症。按临床发病缓急，一般可分为急性胃炎和慢性胃炎。

急性胃炎发病急骤，轻者仅有食欲不振、腹痛、恶心、呕吐；严重者可出现呕血、黑粪、脱水、电解质及酸碱平衡紊乱，有细菌感染者常伴有全身中毒症状。

慢性胃炎缺乏特异性症状，症状的轻重与胃黏膜的病变程度并非一致。大多数患者常无明显症状或有不同程度的消化不良症状，如上腹隐痛、食欲减退、餐后饱胀、反酸等。

【刮痧治疗】

取穴：上脘至中脘、足三里、内关、梁丘、梁门。

清淡易消化为原则。

(2) 对于急性糜烂性胃炎出现消化道出血患者，应注意结合西医综合治疗，病情急剧者予以急救措施。慢性胃炎中的异型增生是胃癌的癌前病变，应予高度重视。

十四、胃下垂

【概述】

胃下垂指胃的位置低于正常以下。轻度胃下垂者一般无症状，下垂明显者有上腹不适，腹胀，饭后症状明显，伴恶心、嗳气、厌食、便秘等，有时腹部有深部隐痛感，常于餐后、站立及劳累后加重，平卧时减轻。长期胃下垂者常有消瘦、乏力、站立性昏厥、低血压、心悸、失眠、多梦、头痛等症状。

【刮痧治疗】

取穴：脾俞至肾俞、上脘至下脘、关元、足三里、百会。

操作方法：先刮百会（图 3-50），再刮脾俞至肾俞（图 3-51），然后刮上脘至下脘、关元（图 3-52），最后刮足三里。

【注意事项】

本病的治疗应结合体育锻炼，特别是腹肌张力

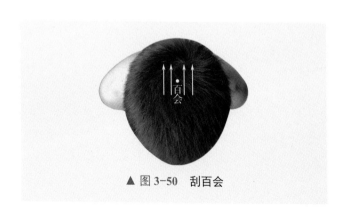

▲ 图 3-50　刮百会

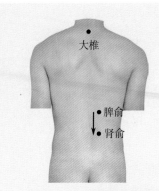

▲ 图 3-51　刮脾俞到肾俞

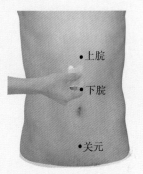

▲ 图 3-52　刮上脘到关元

的练习。在饮食上宜选择营养丰富、易消化的食物，少食多餐，切勿暴饮暴食，戒烟酒，忌肥甘、辛辣刺激之品。治疗结束后应平卧休息半小时，有利于提高治疗效果，进食后不要参加重体力劳动和剧烈活动。

十五、胃食管反流病

【概述】

胃食管反流病是指过多胃、十二指肠内容物反流入食管引起反酸、烧心等症状，并可导致食管炎和咽、喉、气道等食管以外的组织损害。胃食管反流病的常见症状有胃灼热感或疼痛、反酸、吞咽困难等。

【刮痧治疗】

取穴：脾俞、胃俞、中脘、天枢、内关、足三里。

操作方法：先刮脾俞、胃俞（图 3-53），再刮中脘、天枢（图 3-54），然后刮内关（图 3-55），最后刮足三里（图 3-56）。

【注意事项】

(1) 抬高床头，戒烟酒，餐后 3 小时避免卧床可以减少胃酸反流至食管。

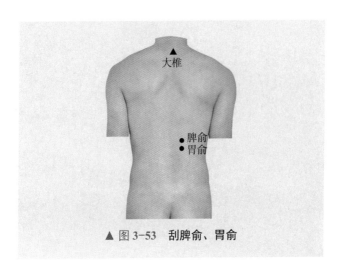

▲ 图 3-53　刮脾俞、胃俞

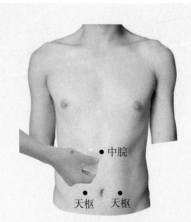

▲ 图 3-54　刮中脘、天枢

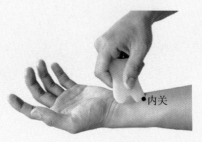

▲ 图 3-55　刮内关

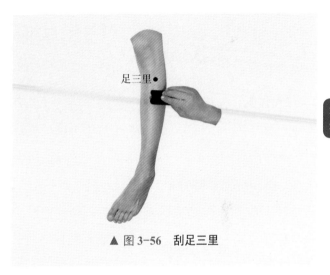

足三里 ●

▲ 图 3-56　刮足三里

(2) 饮食调摄：减少脂肪摄入，忌辛辣刺激食物，宜少食多餐，少食酸性饮料和甜食，如柠檬汁、巧克力等。

十六、消化性溃疡

【概述】

一般将胃溃疡和十二指肠溃疡合称为消化性溃疡，有时简称为溃疡。以上腹痛为主要症状，可为钝痛、灼痛、胀痛或剧痛，也可仅为饥饿样不适感。胃溃疡患者疼痛多为进食后加重，十二指肠溃疡患者疼痛多为进食后缓解。本病还可见其他胃肠道症状及全身症状如嗳气、反酸、胸骨后烧灼感、流涎、恶心、呕吐、便秘等。

上消化道出血是消化性溃疡最常见的并发症。最多见的表现为黑粪，少数患者可以有呕血。呕血者往往伴有黑粪，而黑粪不一定伴有呕血。另外患者还可以有与出血有关的其他表现，如口渴、冷汗、手脚冰冷、头晕、昏厥、心悸、低血压等。出血量过大者可以危及生命。

【刮痧治疗】

取穴：大椎、膏肓、脾俞、胃俞、大杼、上脘至中脘、足三里。

操作方法：先刮大椎、大杼、膏肓、脾俞、胃俞（图 3-57），再刮上脘至中脘（图 3-58），最后刮足三里（图 3-59）。

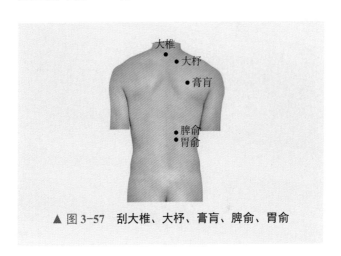

▲ 图 3-57　刮大椎、大杼、膏肓、脾俞、胃俞

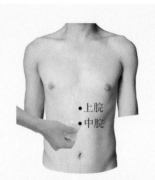

▲ 图 3-58　刮上脘到中脘

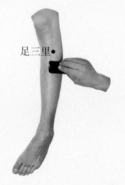

▲ 图 3-59　刮足三里

【注意事项】

刮痧术前宜少量进食，重视精神与饮食方面的调摄，保持心情愉悦。饮食应以少食多餐，清淡易消化为原则，忌暴饮暴食，或饥饱无常。

十七、脂肪肝

【概述】

脂肪肝是指由于各种原因引起的肝细胞内脂肪堆积过多的病变。轻度脂肪肝多无临床症状，易被忽视。约 25% 以上的脂肪肝患者临床上无症状，有的仅有疲乏感，而多数脂肪肝患者较胖。中重度脂肪肝有类似慢性肝炎的表现，可有食欲不振、疲倦乏力、恶心、呕吐、体重减轻、肝区或右上腹隐痛等。肝脏轻度肿大可有触痛，质地稍韧、边缘钝、表面光滑，少数患者可有脾大和肝掌。当肝内脂肪沉积过多时，可使肝被膜膨胀、肝韧带牵拉，而引起右上腹剧烈疼痛或压痛、发热等。

【刮痧治疗】

取穴：肝俞、期门、京门、章门、足三里、三阴交、丰隆、阴陵泉。

操作方法：先刮肝俞（图 3-60），再刮期门（图 3-61）、章门、京门，最后刮阴陵泉、三阴交（图 3-62）、足三里、丰隆（图 3-63）。

【注意事项】

(1) 均衡合理膳食。每日三餐膳食要粗细搭配，营养平衡，保证足量的蛋白质。

(2) 坚持体育锻炼。

(3) 避免滥用药物，减少肝脏代谢负担和损害。

(4) 保持心情愉悦。

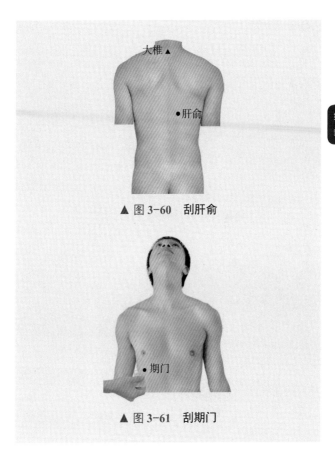

大椎▲

●肝俞

▲ 图 3-60 刮肝俞

●期门

▲ 图 3-61 刮期门

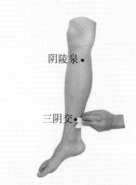

阴陵泉•

三阴交•

▲ 图 3-62　刮阴陵泉、三阴交

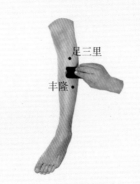

足三里

丰隆

▲ 图 3-63　刮足三里、丰隆

十八、胆囊炎

【概述】

胆囊炎分急性和慢性两种，急性胆囊炎或慢性胆囊炎急性发作常见于患者在进油腻晚餐后半夜发病。主要症状为右上腹持续性疼痛、阵发性加剧，可向右肩背放射；常伴发热、恶心呕吐，但寒战少见，黄疸轻。慢性胆囊炎症状不典型，多数表现为胆源性消化不良，厌油腻食物、上腹部闷胀、嗳气、胃部灼热等，有时因结石梗阻胆囊管，可呈急性发作，但当结石移动，梗阻解除，即迅速好转。

【刮痧治疗】

取穴：双侧胆囊穴、双侧肝俞至胃俞、上脘至中脘、右侧期门、章门，双侧太冲、右侧阳陵泉。

操作方法：先刮双侧肝俞至胃俞（图3-64），再刮上脘至中脘（图3-65）、右侧期门（图3-66）、章门，最后刮双侧太冲（图3-67）、右侧阳陵泉（图3-68），点揉胆囊穴。

【注意事项】

(1) 控制饮食，日常饮食宜低脂肪、低胆固醇饮

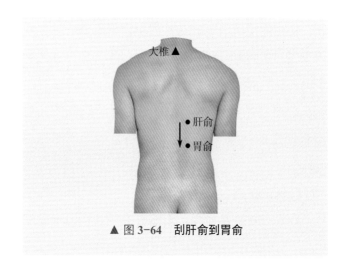

▲ 图3-64　刮肝俞到胃俞

第
3
章

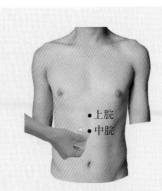

▲ 图 3-65　刮上脘到中脘

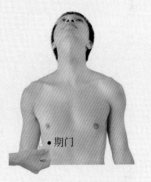

▲ 图 3-66　刮期门

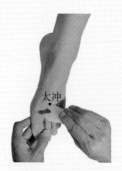

▲ 图 3-67　刮太冲

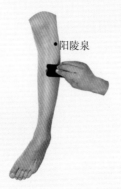

▲ 图 3-68　刮阳陵泉

食，多吃蔬菜水果，少吃动物内脏、蛋黄等。胆囊炎急性发作期，应禁食脂肪类食物，不要饱餐，而应采用高碳水化合物流质饮食，如稀饭等。

(2) 对患有胆石症且反复发作的患者可考虑手术治疗。

十九、胆石症

【概述】

胆石症是指发生在胆囊或胆管的结石的疾病。胆石症发作期症状见上腹或右上腹剧烈绞痛，可放射至右肩背部，甚至可诱发心绞痛、发热、恶心、呕吐、腹胀、食欲下降、黄疸等。

胆石症慢性期（发作间歇期）临床症状多不典型，可见右上腹或上腹不同程度的隐痛或刺痛，进食油腻食物或劳累后症状加重。

【刮痧治疗】

取穴：天宗、胆俞、中脘、背部阿是穴（压痛点）、足三里。

操作方法：先刮天宗（图3-69）、胆俞（图3-70）及背部阿是穴（压痛点），再刮中脘（图3-71），最后刮足三里。

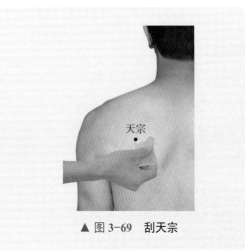

▲ 图3-69　刮天宗

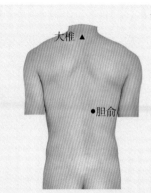

▲ 图 3-70　刮胆俞

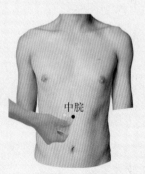

▲ 图 3-71　刮中脘

【注意事项】

(1) 饮食宜清淡，忌酒，平时少吃高脂肪、高胆固醇的食物，如肥肉、动物内脏、蛋黄、鱼子等，发作期忌食油腻与辛辣之食品，饮食以少食多餐为宜。

(2) 保持情志舒畅，使胆汁分泌正常，不易淤滞成为结石。

(3) 胆道蛔虫患者，应积极驱虫。

二十、急性胃肠炎

【概述】

急性胃肠炎是夏秋季的常见病、多发病，多由于细菌及病毒等感染所致。多数急性起病，开始表现为恶心、呕吐，继以腹泻，每日 3～5 次甚至数十次不等，大便多呈水样，深黄色或带绿色，恶臭，可伴有腹部绞痛、发热、全身酸痛等症状。

【刮痧治疗】

取穴：脾俞至大肠俞、天枢、足三里至下巨虚、阴陵泉。

操作方法：先刮脾俞至大肠俞（图 3-72），再刮天枢（图 3-73），最后刮足三里至上巨虚（图 3-74）、阴陵泉（图 3-75）。对急性腹泻可在肘窝、腘窝处放痧，身热加刮曲池至合谷。

【典型病例】

哈某，男，65 岁，干部。患者于 2007 年 5 月 23 日初诊。主诉：腹泻 4 天。患者 4 天前因误食生冷致腹泻不止，一昼夜 7～8 次，神疲，纳呆，舌质淡红、苔白腻，脉细。经中西医治疗无显著效果。按上述方法治疗 1 次后，下午症状明显减轻，第 2 天复诊，症状均消失。［白伟华.刮痧配合针挑疗法治疗急性腹泻 30 例.新疆中医药，2008，26（4）：43.］

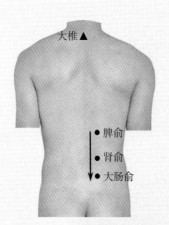

▲ 图 3-72　刮脾俞到大肠俞

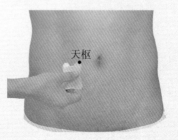

▲ 图 3-73　刮天枢

第
3
章

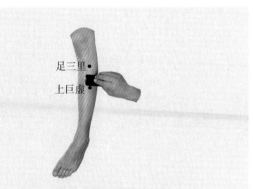

▲ 图 3-74　刮足三里、上巨虚

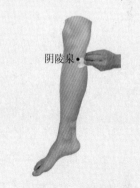

▲ 图 3-75　刮阴陵泉

【注意事项】

患病后，应注意休息，并多饮水，必要时补充电解质，防止脱水及电解质紊乱。

预防急性胃肠炎除了注意饮食及个人卫生外，消毒家庭用品也很重要，餐具、毛巾、衣物、马桶、厕所、水龙头、开关也要消毒。

二十一、习惯性便秘

【概述】

习惯性便秘是指长期的慢性功能性便秘。症状一般为大便干燥，排便困难，每2～3日或更长时间一次，或无规律，或有的大便次数正常，但粪质干硬，排便艰难。长期便秘可引起腹胀，甚至腹痛，头晕头胀，食欲减退，睡眠不安或导致肛裂和痔疮。

【刮痧治疗】

取穴：大椎、大杼、肾俞至大肠俞、天枢、气海、上巨虚、支沟。

操作方法：先刮大椎、大杼、肾俞至大肠俞（图 3-76），再刮天枢（图 3-77）、气海，然后刮支沟（图 3-78），最后刮上巨虚（图 3-79）。

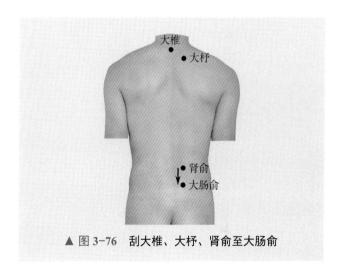

▲ 图 3-76 刮大椎、大杼、肾俞至大肠俞

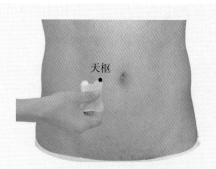

▲ 图 3-77　刮天枢

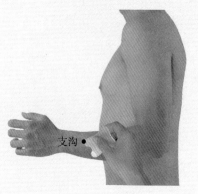

▲ 图 3-78　刮支沟

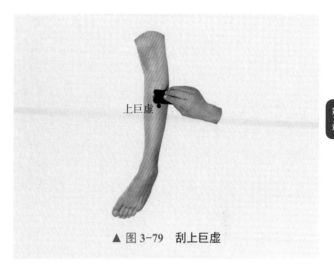

▲ 图 3-79　刮上巨虚

【注意事项】

便秘患者应多食粗纤维含量高的食物，如枣、柿子、葡萄、杏子、苹果、梨、香蕉、各种蔬菜等，多饮水，积极进行体育活动，保持乐观的精神状态。

二十二、慢性肾盂肾炎

【概述】

慢性肾盂肾炎是细菌感染肾脏引起的慢性炎症，病变主要侵犯肾间质和肾盂、肾盏组织。症状可见畏寒、发热、乏力、食欲不振、腰酸、腰痛，尿频、尿急、尿痛及排尿困难等。

【刮痧治疗】

取穴：肾俞、膀胱俞、中极、阴陵泉、三阴交。

操作方法：先刮肾俞、膀胱俞（图3-80），再刮中极（图3-81），最后刮阴陵泉、三阴交（图3-82）。伴小便赤热、灼痛感加刮内庭；小便带血而痛加刮血海（图3-83）；小腹胀满加刮气海；小便混浊加刮脾俞、肾俞。

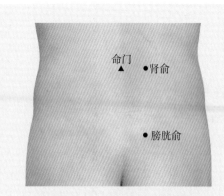

▲ 图 3-80　刮肾俞、膀胱俞

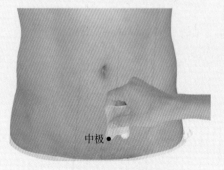

▲ 图 3-81　刮中极

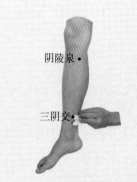

▲ 图 3-82　刮阴陵泉、三阴交

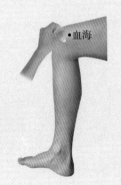

▲ 图 3-83　刮血海

【注意事项】

(1) 慢性肾盂肾炎急性发作期应卧床休息，恢复期可逐步增加活动。

(2) 多饮水，及时排尿，尤其女性在性生活后应及时排尿，冲去进入尿道与膀胱内的细菌。

(3) 注意性生活卫生。

二十三、尿潴留

【概述】

尿潴留是指膀胱内充满尿液而不能排出的一种病证，常常由排尿困难发展而来。急性尿潴留发病突然，膀胱内充满尿液不能排出，胀痛难忍；慢性尿潴留表现为排尿不畅、尿频，常有排尿不尽感，有时有尿失禁现象，少数病人严重者可出现尿毒症症状，如全身衰弱、食欲不振、恶心呕吐、贫血等症。

【刮痧治疗】

取穴：三焦俞、膀胱俞、中极、归来、阴陵泉、三阴交。

操作方法：先刮三焦俞、膀胱俞（图3-84）；再刮中极、归来（图3-85），最后刮阴陵泉、三阴交（图3-86）。

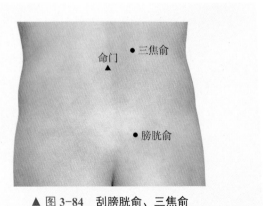

▲ 图3-84 刮膀胱俞、三焦俞

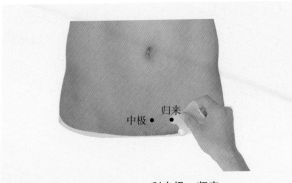

▲ 图 3-85　刮中极、归来

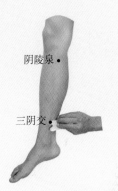

▲ 图 3-86　刮阴陵泉、三阴交

【注意事项】

对于急性尿潴留患者应注意结合西医导尿措施进行治疗。治疗期间，应解除患者精神紧张，并要求反复进行腹肌收缩、松弛。

二十四、泌尿系结石

【概述】

泌尿系结石是肾、输尿管、膀胱和尿道结石的总称。本病常在剧烈运动、劳动、长途乘车后突然发病，表现为剧烈腰痛，疼痛多呈持续性或间歇性，并沿输尿管向髂窝、会阴及阴囊等处放射，出现血尿或脓尿，排尿困难或尿流中断等，伴腹胀、恶心、呕吐等症。

【刮痧治疗】

取穴：大椎、大杼、肺俞、膀胱俞、中极、阴陵泉、三阴交。

操作方法：先刮大椎、大杼、肺俞（图 3-87）、膀胱俞（图 3-88），再刮中极（图 3-89），最后刮阴陵泉、三阴交（图 3-90）。

第3章

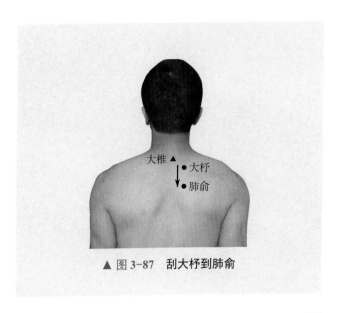

▲ 图 3-87　刮大杼到肺俞

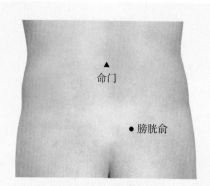

命门

● 膀胱俞

▲ 图 3-88　刮膀胱俞

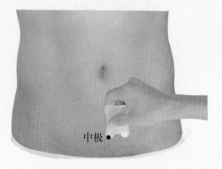

中极 ●

▲ 图 3-89　刮中极

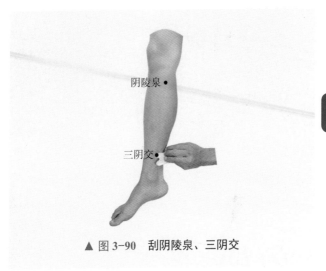

阴陵泉●

三阴交●

▲ 图 3-90　刮阴陵泉、三阴交

【注意事项】

结石患者应禁食高胆固醇的动物肝脏、肾脏、脑、海虾、蛤、蟹等；少食含草酸、钙高的食品，如菠菜、油菜、海带、核桃、甜菜、巧克力、腌带鱼等；忌酒、浓茶、浓咖啡等。

二十五、阳痿

【概述】

阳痿是指在有性欲要求时，阴茎不能勃起或勃起不坚，或者虽然有勃起且有一定的硬度，但不能保持性交的足够时间而影响性生活的一种病证。常伴头晕目眩、心悸、耳鸣、失眠、焦虑和急躁、腰酸腿痛、乏力等症状。

【刮痧治疗】

取穴：气海至关元、肾俞、命门、志室、次髎、足三里、三阴交、太溪。

操作方法：先刮气海至关元（图3-91）；再刮肾俞、命门、志室、次髎（图3-92），最后刮足三里（图3-93）、三阴交、太溪（图3-94）。

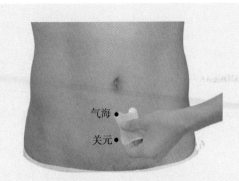

▲ 图 3-91　刮气海至关元

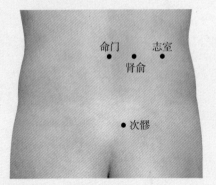

▲ 图 3-92　刮肾俞、命门、志室、次髎

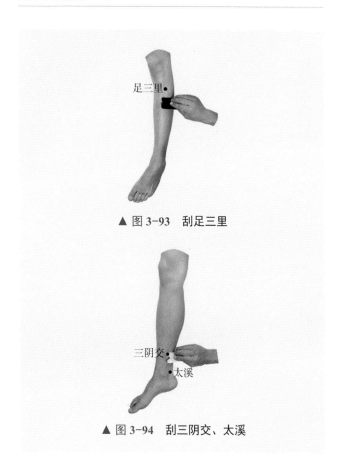

▲ 图 3-93　刮足三里

▲ 图 3-94　刮三阴交、太溪

【注意事项】

消除心理因素，节制性生活，注意饮食调理，多食壮阳食物，积极进行体育锻炼，提高身体素质。

二十六、早泄

【概述】

早泄是指已做好性交准备，或阴茎插入阴道时间较短，在女性尚未达到性高潮，或男性的性交时间短于 2 分钟而过早射精影响性生活的一种病证。常伴精神紧张或心虚胆怯、心悸烦躁、性欲减退、腰酸腿软等症状。

【刮痧治疗】

取穴：心俞、胆俞、膻中、关元、三阴交、太溪、太冲。

操作方法：先刮心俞、胆俞（图 3-95），再刮膻中（图3-96），然后刮关元（图3-97），最后刮三阴交、太溪（图3-98）、太冲（图3-99）。

【注意事项】

(1) 戒除手淫，避免婚前性行为。

(2) 多参加体育锻炼，提高身心素质。

(3) 调整情绪，性生活时要做到放松。

(4) 适当多食补肾食品，如牡蛎、核桃肉、栗子、甲鱼、文蛤、猪腰等。

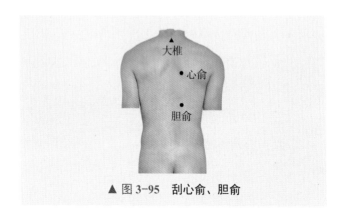

▲ 图3-95　刮心俞、胆俞

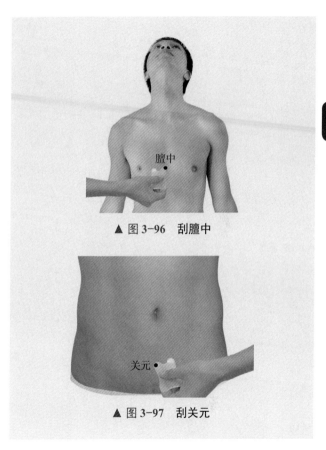

▲ 图 3-96　刮膻中

▲ 图 3-97　刮关元

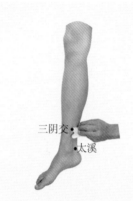

▲ 图 3-98　刮三阴交、太溪

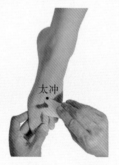

▲ 图 3-99　刮太冲

二十七、前列腺炎

【概述】

前列腺炎是指前列腺特异性和非特异感染所致的急慢性炎症，从而引起的全身或局部症状。按照病程分，可分为急性前列腺炎和慢性前列腺炎。

急性前列腺炎症见排尿时有烧灼感、尿急、尿频，可伴有排尿终末血尿或尿道脓性分泌物；会阴或耻骨上区域有重压感，久坐或排便时加重，且向腰部、下腹、背部及大腿等处放射，若有小脓肿形成，疼痛加剧而不能排便；直肠症状为直肠胀满、便急和排便感，大便时尿道口可流出白色分泌物；可有恶寒、发热、乏力等全身症状。

慢性前列腺炎的症状多样，复杂多变。常见的症状有以下 5 个方面。

(1) 排尿不适：如尿频、排尿时尿道灼热、疼痛并放射到阴茎头部。清晨尿道口可有黏液等分泌物，还可出现排尿困难的感觉。

(2) 局部症状：后尿道、会阴和肛门处坠胀不适感、下蹲、大便及长时间坐在椅凳上胀痛加重。

(3) 放射性疼痛：慢性前列腺炎的疼痛并不止局限在尿道和会阴，还会向其附近放射，以下腰痛最为多见。

(4) 性功能障碍：慢性前列腺炎可引起性欲减退，射精痛和早泄，并影响精液质量，在排尿后或大便时还可以出现尿道口流白。

(5) 其他症状：可见乏力、头晕、失眠等。

【刮痧治疗】

取穴：肾俞、膀胱俞、秩边、气海、中极、阴陵泉、三阴交、大敦。

操作方法：先刮肾俞、膀胱俞、秩边（图

3-100），点揉气海、中极（图 3-101），最后刮阴陵泉、三阴交（图 3-102）、大敦。

【注意事项】

(1) 如包皮过长者，要及早做包皮环切手术，注意阴部卫生，防止尿路感染。

(2) 树立正确的性观念，避免性生活过频。

(3) 养成及时排尿的习惯，不久坐和长时间骑自行车，加强性格修养，保持心情愉悦，心胸豁达。

(4) 戒烟限酒。

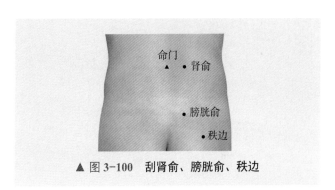

▲ 图 3-100　刮肾俞、膀胱俞、秩边

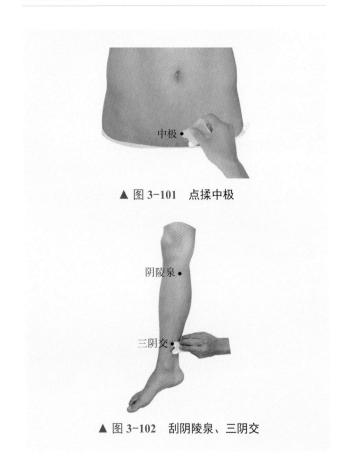

▲ 图 3-101　点揉中极

▲ 图 3-102　刮阴陵泉、三阴交

二十八、前列腺增生症

【概述】

前列腺增生症是老年男性常见病，男性 40 岁以上前列腺开始增生，但发病年龄均在 50 岁以后，发病率随着年龄的增大而增加。症状为夜尿次数增多，小便不通或排尿困难，甚至充盈性尿失禁或尿潴留。若并发感染、结石则有尿急、尿痛、血尿。部分患者出现痔疮、疝气、脱肛等并发症。

【刮痧治疗】

取穴：肾俞、膀胱俞、中极、气海、血海、归来、阴陵泉、三阴交。

操作方法：先刮肾俞、膀胱俞（图 3-103），再刮气海、中极、归来（图 3-104），最后刮血海（图 3-105）、阴陵泉、三阴交（图 3-106）。

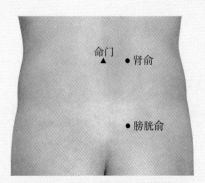

▲ 图 3-103　刮肾俞、膀胱俞

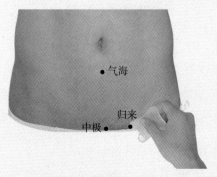

▲ 图 3-104　刮气海、中极、归来

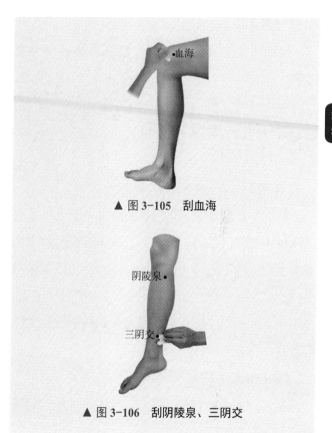

▲ 图 3-105　刮血海

▲ 图 3-106　刮阴陵泉、三阴交

【注意事项】

本病引起急性尿潴留时应结合西医外科导尿措施。

二十九、男性不育症

【概述】

男性不育症是指夫妇婚后同居 2 年以上未采取任何避孕措施，而女方未怀孕，其原因属于男方者。临床上把男性不育分为性功能障碍和性功能正常两类，后者依据精液分析结果可进一步分为无精子症、少精子症、弱精子症、精子无力症和精子数正常性不育等。

【刮痧治疗】

取穴：脾俞、肾俞、命门、气海、关元、足三里、三阴交。

操作方法：先刮脾俞、肾俞、命门（图 3–107），再刮气海、关元（图 3–108），最后刮足三里（图 3–109）、三阴交（图 3–110）。

【注意事项】

(1) 按时接种疫苗，养成良好的个人卫生习惯，预防各种可危害男性生育能力的传染病，如流行性腮腺炎、性传播疾病等。

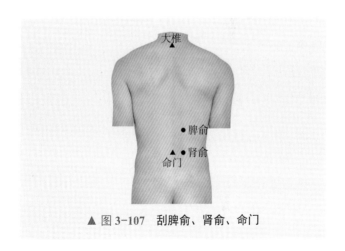

▲ 图 3–107　刮脾俞、肾俞、命门

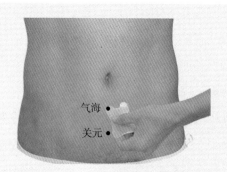

气海 ●

关元 ●

▲ 图 3-108　刮气海、关元

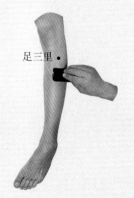

足三里 ●

▲ 图 3-109　刮足三里

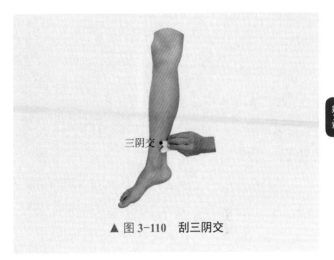

▲ 图 3-110　刮三阴交

(2) 避免经常接触放射性物质、高温及毒物，如必须则一定要严格按照操作规定和防护章程作业。

(3) 避免任何能够使睾丸温度升高的因素如：长时间骑自行车、泡热水澡、穿牛仔裤等。

(4) 改变不良的习惯，戒烟戒酒。

(5) 要重视婚前的体检，做到早发现、早治疗。

三十、感冒

【概述】

感冒，俗称"伤风"，是由多种病毒引起的一种呼吸道常见病。

普通感冒起病较急，早期症状有咽部干痒或灼热感、喷嚏、鼻塞、流涕，开始为清水样鼻涕，2～3天后变稠，可伴有咽痛，一般无发热及全身症状，或仅有低热、头痛，经5～7天痊愈。

流行性感冒起病急，潜伏期为数小时至4天，一般为1～2天；高热，体温可达39～40℃，伴畏寒，可持续2～3天；全身中毒症状重，如乏力、头痛、头晕、全身酸痛；持续时间长，体温正常后乏力等症状可持续1～2周；呼吸道症状轻微，常有咽痛，少数有鼻塞、流涕等；少数有恶心、呕吐、食欲不振、腹泻、腹痛等。有少数患者以消化道症状为主要表现。

【刮痧治疗】

取穴：风池、大椎、曲池、外关、肺俞、合谷。

操作方法：先刮风池、大椎、肺俞（图 3–111），最后刮曲池、外关、合谷（图 3–112）。头痛加刮太阳、印堂（图 3–113）；咳嗽加刮尺泽；鼻塞、流涕加刮上星、迎香；咽喉肿痛加少商、商阳放痧。

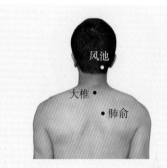

▲ 图 3–111　刮风池、大椎、肺俞

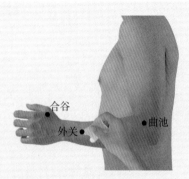

▲ 图 3-112 刮曲池、外关、合谷

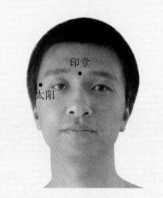

▲ 图 3-113 头痛取印堂、太阳

【注意事项】

(1) 刮拭面部穴位时，动作宜轻柔，不可损伤皮肤，术后要饮温水一杯，并休息片刻。

(2) 注意保暖，避免受凉，保持室内空气新鲜，多做户外运动，加强锻炼，增强体质。

(3) 流感时期避免到人员集中的地方，注意个人卫生，在公共场所佩戴口罩。

三十一、中暑

【概述】

中暑是指在高温和热辐射的长时间作用下，导致机体体温调节障碍，汗腺功能衰竭和水电解质丢失过多为特征的疾病。除了高温、烈日暴晒外，工作强度过大、时间过长、睡眠不足、过度疲劳等均为常见的诱因。根据临床表现的轻重，中暑可分为先兆中暑、轻症中暑和重症中暑，而它们之间的关系是渐进的。

先兆中暑症见头痛、头晕、口渴、多汗、四肢无力发酸、注意力不集中、动作不协调等症状，体温正常或略有升高。轻症中暑体温往往在38℃以上，症见头晕、口渴、面色潮红、大量出汗、皮肤灼热等，或出现四肢湿冷、面色苍白、血压下降、脉搏增快等表现。重症中暑主要症状为头晕、头痛、心慌、口渴、恶心、呕吐、皮肤湿冷、血压下降、烦躁不安、继而出现昏迷及抽搐。

【刮痧治疗】

取穴：人中、曲泽、委中、中脘、百会、印堂。

操作方法：自上而下刮百会（图3-114）、印堂（图3-115）、人中（图3-116）、曲泽（图3-117）、中脘（图3-118）、委中（图3-119）。

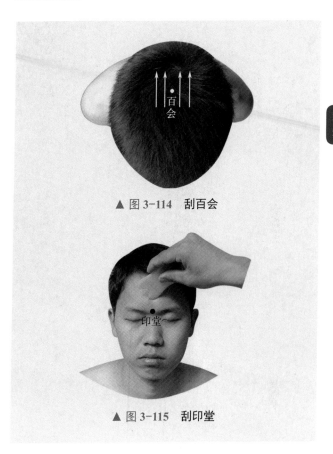

▲ 图 3-114　刮百会

▲ 图 3-115　刮印堂

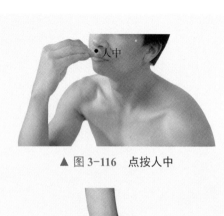

▲ 图 3-116　点按人中

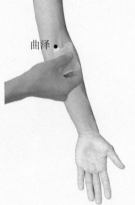

▲ 图 3-117　刮曲泽

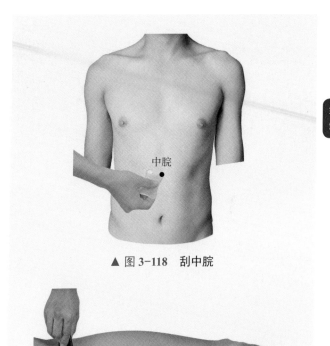

▲ 图 3-118 刮中脘

▲ 图 3-119 角刮委中

【注意事项】

注意补充水分，适当喝一些盐水。补充足够的蛋白质，如鱼、肉、蛋、奶和豆类；还应多吃能预防中暑的新鲜蔬果，如西红柿、西瓜、苦瓜、乌梅、黄瓜等。外出时，要做好防晒工作。进行长时间户外运动时，要准备好防暑药品，如藿香正气、十滴水、仁丹等。

第4章　神经精神科疾病刮痧治疗

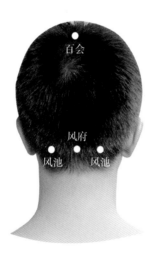

百会

风府

风池　风池

一、中风后遗症

【概述】

中风即脑血管意外，本病起病急，病死和病残率高，为老年人三大死因之一。中风可分为脑出血和脑梗死两种。中风后遗症的主要症状有"三偏"，即偏瘫（一侧肢体活动障碍），偏感觉（一侧感觉障碍，没有感觉或感觉麻痹），偏盲（一侧视力障碍，只能看到一侧的物体），以及言语障碍、吞咽障碍、认知障碍、日常活动能力障碍以及大小便障碍。

【刮痧治疗】

取穴：百会至风府、大椎至至阳、肩髃、曲池至手三里、外关、合谷、环跳、阳陵泉、足三里、悬钟、解溪。

操作方法：先刮百会至风府（图4-1），大椎到至阳（图 4-2），再刮肩髃、曲池至手三里（图 4-3）、外关、合谷，最后刮环跳、阳陵泉（图 4-4）、足三里、悬钟、解溪。

【注意事项】

患者应配合康复训练，以尽快恢复各种功能。积极治疗引起中风的原发病，如高血压病，防止再次中风。

第
4
章

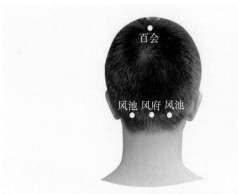

▲ 图 4-1　刮百会到风府

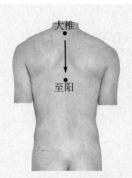

▲ 图 4-2　刮大椎到至阳

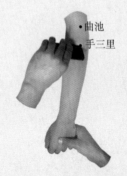

▲ 图 4-3　刮曲池、手三里

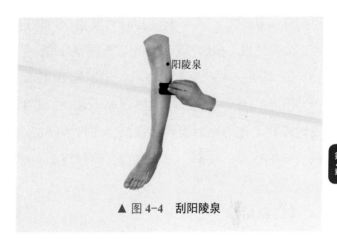

▲ 图 4-4　刮阳陵泉

二、帕金森病

【概述】

帕金森病又称"震颤麻痹"，是中老年人常见的一种中枢神经系统疾病，起病隐匿，病情发展缓慢。肢体震颤，往往是发病最早期的表现，也是最明显的症状；关节僵硬及肌肉发紧；行动迟缓，如系鞋带、扣纽扣等动作比以前缓慢许多，甚至无法顺利完成；步态改变，行走时起步困难，一旦开步，身体前倾，步伐小而越走越快，不能及时停步。还可合并出现语言减少和声音低沉单调、吞咽困难、流涎、睡眠障碍、抑郁或痴呆等症状。

【刮痧治疗】

取穴：肺俞、膏肓、神堂、风府、风池、天柱、曲池、手三里、腕骨、大陵、委中、承山、足三里、解溪。

操作方法：先刮肺俞、膏肓、神堂（图4-5），再刮风府、风池、天柱，然后刮曲池、手三里（图4-6）、腕骨、大陵，最后刮委中（图4-7）、承山（图4-8）、足三里、解溪。

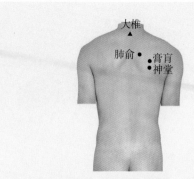

▲ 图 4-5　刮肺俞、膏肓、神堂

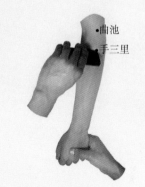

▲ 图 4-6　刮曲池、手三里

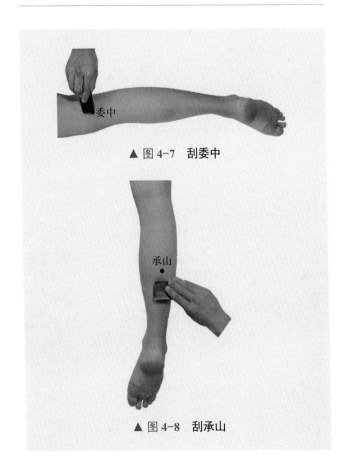

▲ 图 4-7　刮委中

▲ 图 4-8　刮承山

【注意事项】

疾病早期应鼓励患者多活动，尽量继续工作，多吃水果、蔬菜，戒烟酒，防止跌倒。晚期卧床不能起床者应勤翻身，可在床上做被动活动，预防并发症。

三、老年痴呆症

【概述】

老年痴呆症是老年人常见的一组慢性进行性精神衰退性疾病。常无确切起病时间和起病症状，早期往往不易被发现，一旦发生，即呈不可逆的缓慢进展。早期症状可见近事遗忘，性格改变，多疑，睡眠昼夜节律改变，但日常生活尚能自理；病情进一步发展则出现失语、失认、偶有意识障碍、日常生活不能自理，常有不耻行为，甚者出现幻听、幻视、妄想、躁狂或抑郁的症状。晚期则全面智能障碍、卧床、无自主运动，缄默无语，生活完全不能自理，最终因并发症致死。

【刮痧治疗】

取穴：四神聪、神庭、神门、间使、肾俞。

操作方法：先刮四神聪穴（图4-9），神庭，再刮肾俞（图4-10），最后刮间使（图4-11）、神门（图4-12）。

【注意事项】

(1) 老年人应多用脑，如多看书、学习新事物，刺激神经细胞活力。

(2) 对老年性痴呆症患者要加强护理，做到勤观察、多询问，老年人往往可出现其他脏器功能衰退或某些疾病，若不细心观察、多询问，不及时处理，患者因感觉迟钝，反应能力差，将造成严重的后果。

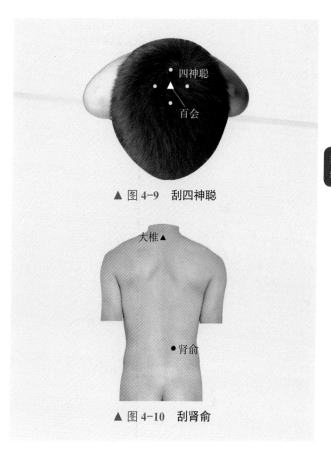

▲ 图 4-9　刮四神聪

四神聪

百会

大椎▲

肾俞

▲ 图 4-10　刮肾俞

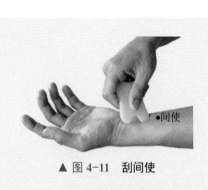

▲ 图 4-11　刮间使

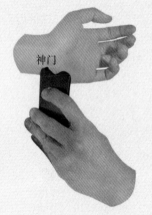

▲ 图 4-12　刮神门

四、癫痫

【概述】

癫痫，俗称"羊癫风"，是由于大脑神经元异常放电所引起的短暂中枢神经功能异常为特征的慢性脑部疾病，具有突然发生、反复发作的特点。本病发作时突然仆倒，昏不知人，四肢抽搐，口流涎沫，或偶有惊呼似羊鸣，醒后神志清如常人。各年龄段均可发病，尤以青少年多发，男性多于女性。

【刮痧治疗】

取穴：百会、风池、大椎、天柱至大杼、膏肓、神堂，间使、足三里至丰隆。

操作方法：先刮百会、风池（图 4-13），再刮大椎、天柱至大杼、膏肓、神堂（图 4-14），最后刮间使（图 4-15）、足三里至丰隆（图 4-16）。

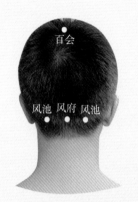

▲ 图 4-13　刮百会、风池

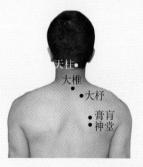

▲ 图 4-14　刮大椎、天柱至大杼、膏肓、神堂

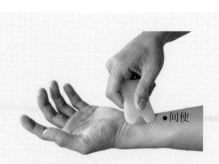

▲ 图 4-15 刮间使

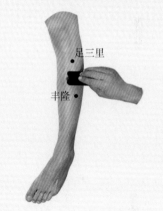

▲ 图 4-16 刮足三里至丰隆

【注意事项】

癫痫属顽疾，不易根治，常反复发作，轻证病人可采用刮痧控制病情。对于有过癫痫大发作的病人，必须到专科医院严格诊疗。一旦癫痫大发作，在简单处理后必须及时配合药物治疗。患者禁烟酒，少食辛辣食物，平时不要单独外出，不宜登山驾车，不宜高空或水下作业。发作时要有人看护，保持呼吸道通畅，避免窒息致死。

五、三叉神经痛

【概述】

三叉神经痛是指发生在面部一侧或双侧三叉神经分布范围内的阵发性、短暂性、闪电样、刀割样疼痛。本病的症状特点是在头面部三叉神经分布范围内，骤起骤停，闪电样、刀割样、烧灼样、顽固性且难以忍受的剧烈性疼痛。说话、刷牙或微风拂面时都会导致阵痛，三叉神经痛患者常因此不敢擦脸、进食，甚至口水也不敢下咽，从而影响正常的生活和工作。

【刮痧治疗】

取穴：上关、下关、攒竹、阳白、鱼腰、四白、巨髎、颧髎、夹承浆、颊车。

操作方法：点揉以上各穴。

【注意事项】

(1) 饮食宜选择质软、易咀嚼食物，因咀嚼诱发疼痛的患者，则要进食流食，忌辛辣刺激，油炸食物，海鲜产品以及热性食物等；多食新鲜水果、蔬菜及豆制类，饮食以清淡为宜。

(2) 吃饭、漱口、说话、刷牙、洗脸动作宜轻柔。

(3) 保护眼睛，用眼药水点滴或用 3% 硼酸灭菌溶液定时冲洗，以防止角膜出现混浊、炎症或水肿。

(4) 适当参加体育锻炼，增强体质。

六、面神经麻痹

【概述】

面神经麻痹，俗称"面瘫"，是以面部表情肌群运动功能障碍为主要特征的疾病。本病是一种常见病、多发病，主要症状为口眼㖞斜，且发病不受年龄限制。患者面部往往连最基本的抬眉、闭眼、鼓腮等动作都无法完成。本病有中枢性面神经麻痹和周围性面神经麻痹。中枢性面神经麻痹常见于中枢系统疾病，如中风后遗症伴面部肌肉运动功能障碍。周围性面神经麻痹即通常所说的面神经麻痹，常见于吹风、受凉后发病。

【刮痧治疗】

取穴：风池至翳风、阳白、太阳、四白、地仓至颊车、合谷。

　　操作方法：先刮风池至翳风，再刮阳白、太阳、四白、地仓至颊车，最后刮合谷（图 4-17）。面瘫恢复期加刮足三里。

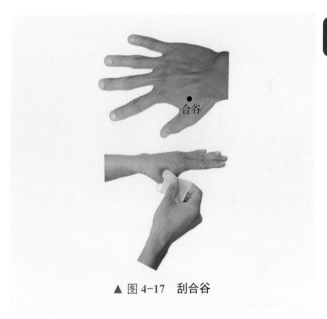

合谷

▲ 图 4-17　刮合谷

【注意事项】

(1) 患者应在患侧面肌能活动时进行自我功能训练，对着镜子做皱眉、举额、闭眼、露齿、鼓腮和吹口哨等动作，每日可行数次，每次数分钟，并辅以面部按摩。

(2) 注意头面部保暖，勿用冷水洗脸。

(3) 不能闭眼者，可用眼罩、眼药水加以保护。

七、失眠

【概述】

失眠，是指经常不易入睡，或睡眠不深，易于醒觉，或通宵达旦，不能成寐。症状可见入睡困难；不能熟睡；早醒、醒后无法再入睡；频频从噩梦中惊醒，自感整夜都在做噩梦；睡过之后精力没有恢复，仍觉疲倦；容易被惊醒，有的对声音敏感，有的对灯光敏感，经常失眠患者常伴见疲劳感、不安、全身不适、无精打采、反应迟缓、头痛、记忆力不集中。发病时间可长可短，短者数天可好转，长者持续数月甚至数年难以恢复。

【刮痧治疗】

取穴：四神聪、安眠、心俞、脾俞、肾俞、内关、神门、三阴交。

操作方法：先刮四神聪、安眠（图 4-18），再刮心俞、脾俞、肾俞（图4-19），最后刮内关（图4-20）、神门（图 4-21）、三阴交。伴口舌生疮加刮少冲、少泽放痧；胸脘胀闷、痰多、性情急躁加刮中脘、丰隆、行间至太冲。

【注意事项】

(1) 失眠患者因长期失眠，往往身心疲惫，需配合心理安慰治疗。

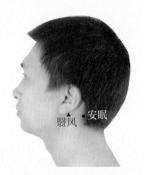

▲ 图 4-18　刮安眠

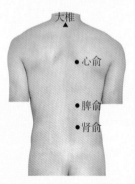

▲ 图 4-19　刮心俞、脾俞、肾俞

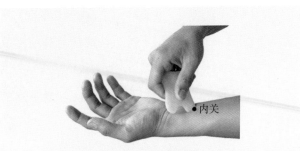

▲ 图 4-20　刮内关

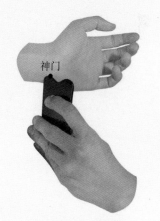

▲ 图 4-21　刮神门

(2) 生活要有规律，定时上床，保持安静的睡眠环境，注意避免睡前受到干扰，同时注意睡前不饮茶、咖啡等刺激性饮料。

(3) 饮食宜清淡，多食富含蛋白质、维生素的食物。

(4) 多参加体育锻炼，如气功、太极拳等。

第 5 章 骨伤科疾病
刮痧治疗

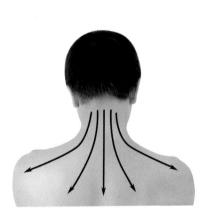

一、急性腰扭伤

【概述】

急性腰扭伤，俗称"闪腰"，常因姿势不正、用力过猛、超限活动及外力碰撞等，引起腰部肌肉、筋膜、韧带等软组织因外力作用突然受到过度牵拉而引起的急性扭伤。伤后立即出现腰部疼痛，呈持续性剧痛，次日可因局部出血、肿胀，腰痛更为严重；也有的只是轻微扭转腰部后，出现腰部活动受限，不能俯仰，咳嗽、喷嚏、大小便时可使疼痛加重。

【刮痧治疗】

取穴：委中、阿是穴、华佗夹脊、肾俞、志室、腰眼。

操作方法：先刮阿是穴（腰背部压痛点）和华佗夹脊穴，再刮肾俞、志室和腰眼（图5-1），最后刮委中（图5-2）。

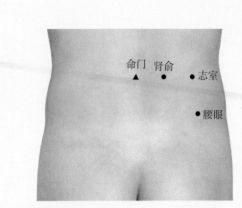

▲ 图 5-1　刮肾俞、志室和腰眼

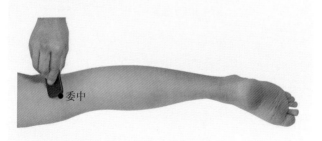

▲ 图 5-2　角刮委中

【注意事项】

患者应卧床休息，保证损伤组织充分修复，避免遗留慢性腰痛。掌握正确的劳动姿势，加强劳动保护。尽量避免弯腰性强迫姿势工作时间过长。

二、腰椎间盘突出症

【概述】

腰椎间盘突出症是指因椎间盘纤维环破裂和髓核组织突出，压迫和刺激神经根所引起的一系列症状和体征，是腰腿疼的常见原因。大多患者多见坐骨神经痛，或腰骶痛、髋痛，疼痛和麻木向下可放射到大腿后部、小腿外侧，甚至到足跟或足趾部。疼痛可为间歇性或持续性，压痛明显，活动后加重，卧床休息则减轻。

【刮痧治疗】

取穴：肾俞、大肠俞、关元俞、环跳、风市、阳陵泉、承扶、殷门、委中、承山。

操作方法：先刮肾俞、大肠俞和关元俞，再自上而下刮环跳、承扶、殷门、风市、阳陵泉（图5-3）、委中、承山。

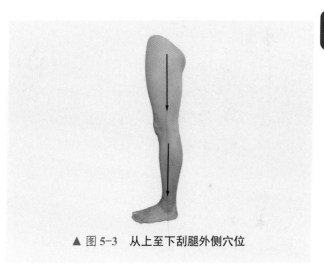

▲ 图 5-3　从上至下刮腿外侧穴位

【注意事项】

(1) 加强锻炼，强身健体。

(2) 保持正确的体位姿势。

三、慢性腰肌劳损

【概述】

慢性腰肌劳损又称"腰背肌筋膜炎""功能性腰痛"等，表现为长期反复发作的腰背部疼痛，呈钝性胀痛或酸痛不适，时轻时重，迁延难愈。休息、适当活动或经常改变体位姿势可使症状减轻。劳累、阴雨天气、受风寒湿影响则症状加重。腰部活动基本正常，偶有牵掣不适感，不耐久坐、久站，不能胜任弯腰工作。弯腰稍久，便直腰困难。急性发作时，症状明显加重，重者出现腰脊柱侧弯，下肢牵掣作痛等症状。

【刮痧治疗】

取穴：肾俞、志室、腰眼、大肠俞、委中、承山。

操作方法：先刮肾俞、志室、大肠俞和腰眼（图 5-4），再刮委中（图 5-5）和承山（图 5-6）。

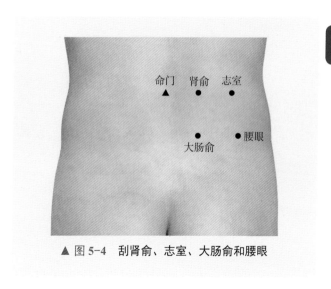

▲ 图 5-4　刮肾俞、志室、大肠俞和腰眼

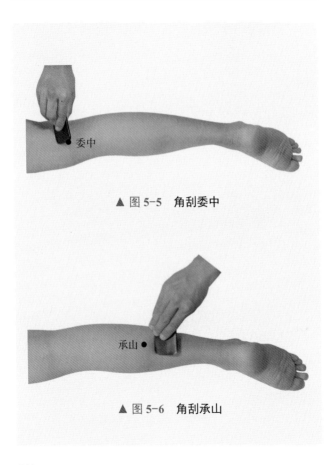

▲ 图 5-5　角刮委中

▲ 图 5-6　角刮承山

【注意事项】

(1) 加强锻炼，尤其是腰肌锻炼，提高身体素质。

(2) 长期在办公室工作的人群最易患腰肌劳损，要求工作时要经常变换体位，纠正不良姿势。

四、坐骨神经痛

【概述】

坐骨神经痛是指坐骨神经病变，沿坐骨神经通路即腰、臀部、大腿后、小腿后外侧和足外侧发生的疼痛症状群。常在用力弯腰或剧烈活动等诱因下出现疼痛，常自腰部向一侧臀部、大腿后、腘窝、小腿外侧及足部放射，呈烧灼样或刀割样疼痛，行走、活动时疼痛加重。直腿抬高试验阳性，跟腱反射减弱。

【刮痧治疗】

取穴：阿是穴（痛点）、命门、腰俞、肾俞、白环俞、环跳、风市、阳陵泉、委中、承山。

操作方法：先刮背部阿是穴（痛点），再刮命门、腰俞、肾俞、白环俞（图5-7），最后自上而下刮环跳、风市、阳陵泉（图5-8）、委中（图5-9）、承山（图5-10）。

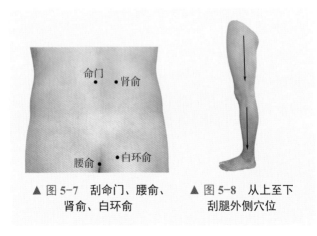

▲ 图 5-7　刮命门、腰俞、肾俞、白环俞

▲ 图 5-8　从上至下刮腿外侧穴位

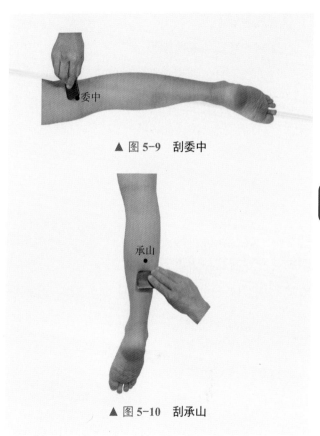

▲ 图 5-9　刮委中

▲ 图 5-10　刮承山

【注意事项】

(1) 宜睡硬板床或硬床垫。

(2) 劳逸结合，适当参加各种体育活动。

(3) 运动时要注意保护腰部和患肢，注意保暖。

五、落枕

【概述】

落枕是一种常见病，好发于青壮年，以冬春季多见。一般起病急，多于晨起突感颈后部，上背部疼痛不适，以一侧为多，或有两侧俱痛者，颈部僵硬，头部向患侧倾斜，颈部活动受限，不能自由旋转，严重者俯仰也有困难，甚至头部强直于异常位置。检查时颈部肌肉有触痛、浅层肌肉有痉挛、僵硬，摸起来有"条索感"。

【刮痧治疗】

取穴：大椎、天柱至肩井、肩井至肩外俞、肩中俞、后溪、悬钟。

操作方法：先刮大椎、天柱至肩井，再刮肩井至肩外俞、肩中俞（图 5-11），然后刮后溪，最后刮悬钟。

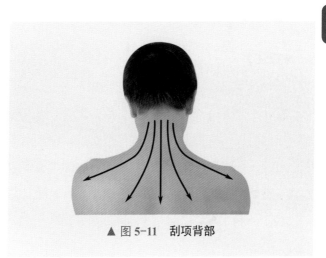

▲ 图 5-11　刮项背部

【注意事项】

睡眠姿势应适当，枕头高低软硬适中，避免受冷吹风，以防复发。若患者一段时间内反复落枕，在除外高枕等诱发因素外，宜行详细检查及拍 X 线片，以考虑早期颈椎病。

六、颈椎病

【概述】

颈椎病又称颈椎综合征，主要症状是头、颈、肩、背、手臂酸痛，颈脖子僵硬，活动受限。颈肩酸痛可放射至头枕部和上肢，有的伴有头晕，重者伴有恶心呕吐，卧床不起，少数可有眩晕，猝倒。当颈椎病累及交感神经时可出现头晕、头痛、视力模糊、眼胀、眼干、睁眼不开、耳鸣、平衡失调、心动过速、心慌、胸部紧束感，有的甚至出现胃肠胀气等症状。

常伴有失眠、烦躁、发怒、焦虑、忧郁等症状。

【刮痧治疗】

取穴：风池至肩井、天柱、大椎、大杼、天宗、曲池、合谷。

操作方法：先刮风池至肩井，再刮天柱、大椎、大杼和天宗（图 5-12），最后刮曲池（图 5-13）和合谷（图 5-14）。

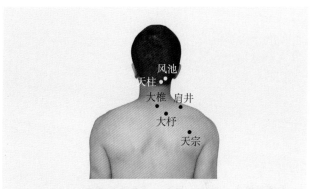

▲ 图 5-12 刮风池至肩井、天柱、大椎、大杼和天宗

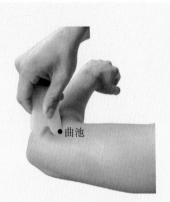

▲ 图 5-13　角刮曲池

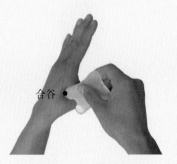

▲ 图 5-14　角刮合谷

【注意事项】

(1) 避免长期伏案工作，一般 45 分钟左右就应休息一下，起身活动。

(2) 避免颈部剧烈运动和快速旋转。

(3) 注意颈部保暖。

(4) 避免高枕睡眠的不良习惯。

七、肩关节周围炎

【概述】

肩关节周围炎，多为单侧发病，少数患者双侧同时发病。初期从肩部隐痛，发展到持续性疼痛。疼痛范围广泛，剧烈者呈刀割样，常可放射至臂部，昼轻夜重，夜间常可因睡眠体位不当而痛醒。白天常可因劳累、牵拉、碰撞、受寒等因素而肩痛加剧。肩关节活动受限且逐渐加重。患者常可因肩痛和活动受限失去正常梳头、穿衣、系腰带等基本生活自理能力，十分痛苦。后期可出现关节僵硬、运动功能丧失，出现肩部肌肉萎缩，尤以三角肌最为明显。

【刮痧治疗】

取穴：肩髃、肩髎、阿是穴（痛点）、天宗、后溪、合谷。

操作方法：先刮肩髃（图5-15）、肩髎，再刮阿是穴（痛点）、最后刮天宗（图5-16）、后溪和合谷（图5-17）。

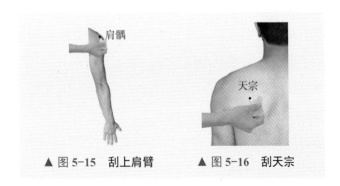

▲ 图 5-15　刮上肩臂　　　▲ 图 5-16　刮天宗

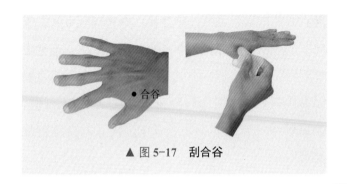

▲ 图 5-17　刮合谷

【注意事项】

　　刮痧治疗的同时应加强活动锻炼，防止和减轻粘连的形成，配合局部按摩，疗效更佳。

八、网球肘

【概述】

　　网球肘是因网球运动员易患此病而得名，又称为肱骨外上髁炎。本病多数无明显外伤史，起病缓慢，患者自觉肘关节外侧疼痛，疼痛有时可向上或向下放射，前臂旋转活动受限及疼痛加重，感觉手臂无力、酸胀不适、不愿活动，肘部外侧部多有局限性压痛点，有时压痛可向下放散，局部无红肿，休息后症状减轻，少数患者在阴雨天时自觉疼痛加重。

【刮痧治疗】

取穴：阿是穴（痛点）、曲池、肘髎、手三里、合谷。

操作方法：先刮阿是穴（痛点），再刮肘髎、曲池、手三里（图5-18）、合谷（图5-19）。

【注意事项】

(1) 运动要做好防护，避免过度运动。

(2) 注意局部保暖，避免吹风受凉。

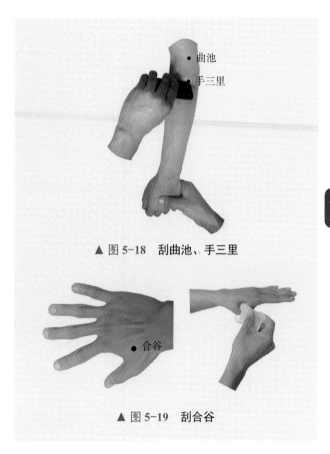

▲ 图 5-18 刮曲池、手三里

▲ 图 5-19 刮合谷

九、踝关节扭伤

【概述】

踝关节是负重较大的关节，踝关节扭伤是关节扭伤中最常见的。轻度踝关节扭伤可有微痛不适，重者出现踝内侧或外侧疼痛、肿胀、跛行、活动受限、行走困难、有时可见皮下瘀血、局部有压痛。扭伤日久后也可有后遗症，导致患部经常疼痛，偶有行走不便。

【刮痧治疗】

取穴：三阴交、太溪、解溪、昆仑、丘墟、阿是穴（痛点）。

操作方法：先刮三阴交、太溪（图 5-20），再点揉解溪、昆仑、丘墟（图 5-21）和阿是穴（痛点）。

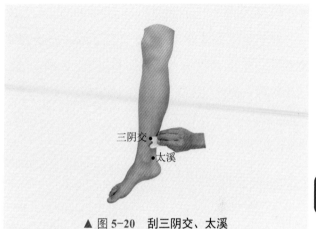

▲ 图 5-20　刮三阴交、太溪

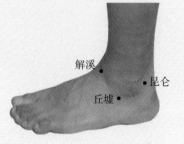

▲ 图 5-21　解溪、昆仑、丘墟

【注意事项】

扭伤后应立即停止活动，抬高患肢。扭伤初期宜冷敷，使血管收缩，控制伤势发展，24 小时后，可用热敷，促使扭伤处周围的瘀血消散。

第6章 儿科疾病刮痧治疗

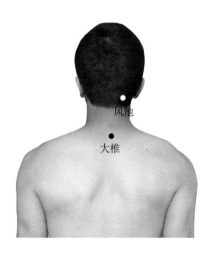

风池

大椎

一、小儿高热

【概述】

小儿高热是指小儿体温超过 38.5℃，是儿科临床最常见的症状，多见于 6 月龄至 3 岁的小儿。多起病急，怕冷，发热，周身不适，食欲不振，咳嗽，打喷嚏，流涕，严重者体温可达 40℃以上，患儿烦躁不安或嗜睡，鼻咽部红肿，或伴呕吐、腹泻等症，甚至出现抽风惊厥。

【刮痧治疗】

取穴：风池、大椎、曲池、合谷、外关、足三里、少商。

操作方法：先刮风池、大椎（图 6-1），再刮曲池、合谷、外关（图 6-2），最后刮足三里（图 6-3），少商用三棱针点刺放痧。

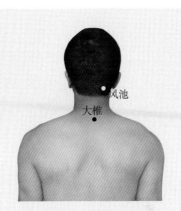

▲ 图 6-1　刮风池、大椎

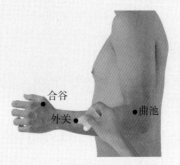

▲ 图 6-2　刮合谷、外关、曲池

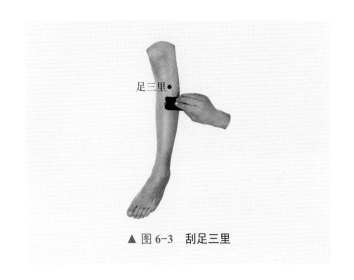

足三里

▲ 图 6-3　刮足三里

【注意事项】

(1) 患儿要多饮水，饮食宜清淡、易消化，保证充分睡眠休息，保持大便畅通。

(2) 密切观察患儿病情，对刮痧后高热不退、营养状况差、精神萎靡的小孩及时送医院诊治。

二、急惊风

【概述】

急惊风又称小儿惊风，俗称"抽风"。突然发病，出现高热、昏迷、惊厥、喉间痰鸣、两眼上翻、凝视，或斜视，可持续几秒至数分钟。严重者可反复发作甚至呈持续状态而危及生命。

【刮痧治疗】

取穴：人中、百会、印堂、大椎、曲池、合谷、足三里、丰隆、涌泉。

操作方法：使用刮痧板的薄缘在所选穴位刮拭，印堂（图 6-4）、人中（图 6-5）、涌泉（图 6-6）三穴可用角端点按。

第 6 章

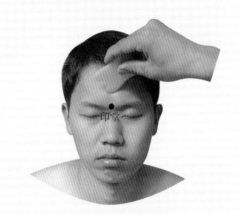

▲ 图 6-4　刮印堂

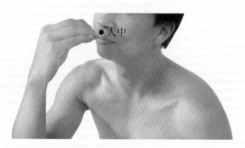

▲ 图 6-5　点按人中

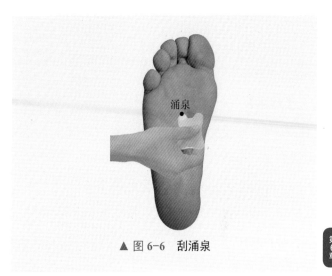

▲ 图 6-6　刮涌泉

【注意事项】

急惊风为急重症，必须采用中西医结合治疗。密切观察患儿呼吸、血压、体温、瞳孔等，对于抽搐时间过长、面色青灰者积极予以抢救措施，不可延误病情。

三、小儿腹泻

【概述】

小儿腹泻是小儿最常见的消化道疾病。小儿腹泻根据病因分为感染性和非感染性两类。发病年龄多在 2 岁以下，以夏秋季多发。主要症状是大便次数增多，每日数次至十数次，粪便稀薄，或水样便，或夹有不消化食物，常伴呕吐、腹痛、腹胀，发热等症。

【刮痧治疗】

取穴：脾俞、胃俞、天枢、内关、足三里。

操作方法：先刮脾俞、胃俞（图 6-7），再刮天枢（图 6-8），然后刮内关（图 6-9），最后刮足三里。

【注意事项】

(1) 注意饮食卫生，餐具也必须消毒。

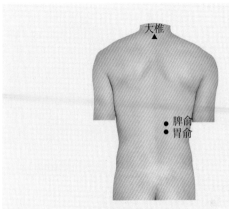

▲ 图 6-7 刮脾俞、胃俞

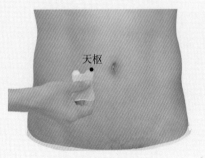

▲ 图 6-8 刮天枢

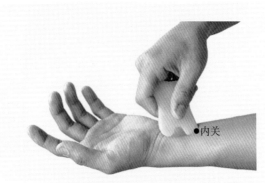

▲ 图6-9 刮内关

(2) 平时应加强户外活动，增强小儿体质，提高机体抵抗力。

四、小儿营养不良

【概述】

小儿营养不良是因缺乏热量或蛋白质所致的一

种营养缺乏症。长期摄食不足是营养不良的主要原因，如多产、双胎及早产儿若不注意科学喂养，常引起营养不良。症状主要表现为皮下脂肪减少、体重下降，甚至肌肉萎缩，严重者生长发育停滞，精神萎靡，面色萎黄，头发无光泽，皮肤无弹性，肌肉松弛，食欲不振，伴有呕吐、腹泻及抵抗力下降，易感染多种传染性疾病。

【刮痧治疗】

取穴：中脘、气海、脾俞至胃俞、天枢、足三里。

操作方法：先刮中脘、气海、天枢（图 6-10），再刮脾俞、胃俞（图 6-11），最后刮足三里。

【注意事项】

治疗时务必定时定量给予小儿饮食，并教导小儿不偏食、不挑食、不乱吃零食。对于有肠道寄生虫者，需给予驱虫药治疗。

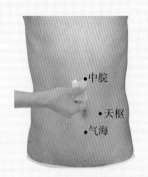

▲ 图 6-10　刮中脘、气海、天枢

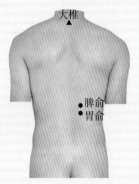

▲ 图 6-11　刮脾俞、胃俞

五、小儿厌食症

【概述】

小儿厌食症是指小儿除外其他急慢性疾病的较长时期的食欲不振或食欲减退，甚至拒食的一种病证。厌食起病缓慢，病程较长，一般在 1 个月以上，多见于 1—6 岁儿童，以城市小儿多见。

【刮痧治疗】

取穴：脾俞、胃俞、大肠俞、梁门、天枢、中脘、足三里。

操作方法：先刮脾俞、胃俞、大肠俞（图 6-12），再刮梁门、中脘（图 6-13）、天枢，最后刮足三里（图 6-14）。

【注意事项】

掌握正确的喂养方法，培养良好的进食习惯，

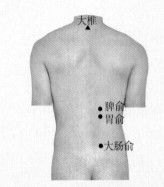

▲ 图 6-12　刮脾俞、胃俞、大肠俞

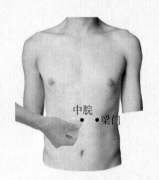

▲ 图 6-13　刮梁门、中脘

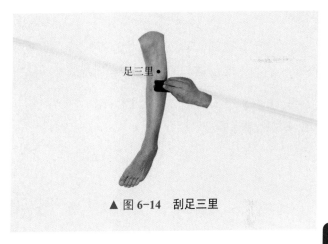

足三里·

▲ 图 6-14　刮足三里

多食含锌的食物，如动物食品含锌较多，需在膳食中保持一定的比例。

六、小儿夜啼

【概述】

小儿夜啼是指小儿白天如常，入夜则经常啼

哭不眠，或通宵达旦，哭后仍能入睡；或伴见面赤唇红，或阵发腹痛，或腹胀呕吐，或惊恐，声音嘶哑等。一般持续时间，少则数日，多则数月，过则自止。

【刮痧治疗】

取穴：百会、大椎、大杼、膏肓、神堂、中脘、足三里。

操作方法：先刮百会，再刮大椎、大杼、膏肓、神堂（图6-15），然后刮中脘（图6-16），最后刮足三里。

【注意事项】

培养小儿良好的睡眠习惯，白天不要睡得过多。排除引起小儿哭闹的其他原因，如饥饿、口渴、冷、热、尿布湿了、衣着不适等，周围环境嘈杂也会引起孩子夜啼。

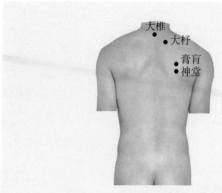

▲ 图 6-15 刮大椎、大杼、膏肓、神堂

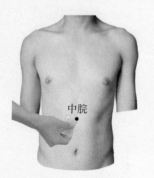

▲ 图 6-16 刮中脘

七、小儿遗尿

【概述】

小儿遗尿是指 3 岁以上小儿睡中小便自遗，醒后方觉的一种疾病。本病是小儿常见病症，男孩多于女孩。一般说来，小儿在 1 岁或 1 岁半时，就能在夜间控制排尿了，尿床现象大大减少。但有些孩子到了 2 岁甚至 2 岁半后，还只能在白天控制排尿，晚上仍常常遗尿，这依然是一种正常现象。大多数孩子 3 岁后夜间不再遗尿。如果 3 岁以上小儿仍遗尿，次数达到一个月两次以上，则为病态。遗尿病久，患儿可见面色萎黄，智力减退，精神不振，头晕，四肢不温等，年龄较大儿童有怕羞或精神紧张感。

【刮痧治疗】

取穴：百会、命门、肾俞、志室、中极、关元、气海。

操作方法：先刮百会（图 6-17），再刮命门、肾俞、志室（图 6-18），最后刮中极、关元、气海（图 6-19）。

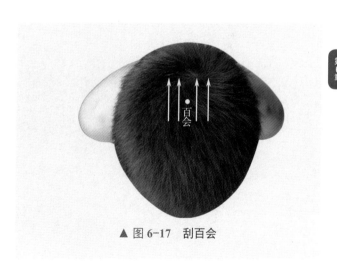

▲ 图 6-17　刮百会

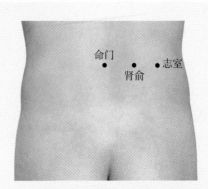

▲ 图 6-18　刮命门、肾俞、志室

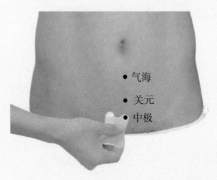

▲ 图 6-19　刮中极、关元、气海

【注意事项】

不要指责患儿，多鼓励患儿消除紧张、怕羞情绪，勿使小孩过度疲劳和情绪激动，控制睡前饮水量。

八、儿童多动症

【概述】

儿童多动症类患儿的智力正常或基本正常，但学习、行为及情绪方面有缺陷，表现为注意力不易集中或短暂，活动过多，情绪易冲动以致影响学习成绩。在家庭及学校与人难以相处，日常生活中使家长和老师感到困难。本病是儿童常见病症，男孩多于女孩，早产儿童患病率较高。

【刮痧治疗】

取穴：百会、大椎、肺俞、肾俞、气海、关元、血海、阴陵泉、三阴交、丰隆。

第6章

操作方法：先刮百会（图6-20），再刮大椎、肺俞、肾俞（图6-21），然后刮气海、关元（图6-22），最后刮血海（图6-23）、阴陵泉、三阴交（图6-24）、丰隆（图6-25）。

【注意事项】

家长应多关爱孩子，多鼓励孩子，为孩子创造良好的家庭环境，切实维护孩子的自尊心，增强孩子的信心，逐渐养成良好的习惯。只有通过教育和治疗相结合才能取得好的效果。

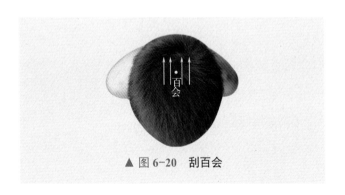

▲ 图6-20　刮百会

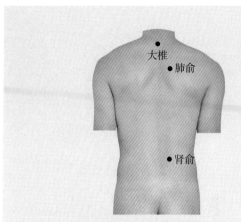

▲ 图 6-21　刮大椎、肺俞、肾俞

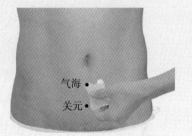

▲ 图 6-22　刮气海、关元

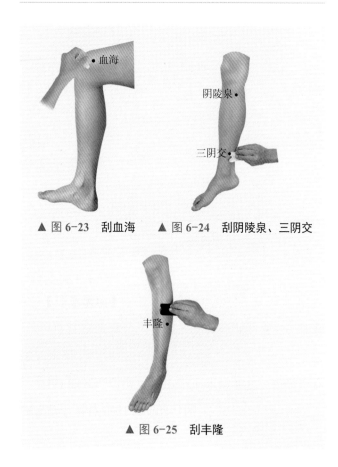

▲ 图 6-23　刮血海　▲ 图 6-24　刮阴陵泉、三阴交

▲ 图 6-25　刮丰隆

第 7 章　妇科疾病刮痧治疗

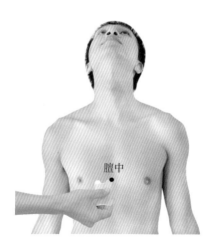

膻中

一、乳腺增生症

【概述】

乳腺增生症是由于人体内分泌功能紊乱而引起的乳腺结构异常的一种病证。主要症状为乳房胀痛和乳内肿块。乳房肿痛或触痛为单侧或双侧，在乳房部位可触及 1 个或数个大小不等的肿块，小者如黄豆，大者可超过 4 厘米，以乳房外上象限多见。多数患者具有周期性疼痛的特点，月经前期发生或加重，月经后减轻或消失，可伴见月经失调、痛经、心烦易怒等症状。

【刮痧治疗】

取穴：肝俞、脾俞、肾俞、膻中、合谷、足三里、三阴交、太溪、太冲。

操作方法：先刮肝俞、脾俞、肾俞（图 7-1），再刮膻中（图 7-2），然后刮合谷（图 7-3），最后刮足三里（图 7-4）、三阴交（图 7-5）、太溪（图 7-6）、太冲（图 7-7）。

【注意事项】

(1) 保持心情稳定，情绪乐观，正确认识本病。

(2) 本病可能是乳癌的多种危险因素之一，应引起重视，进行定期检查。

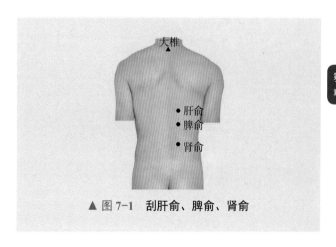

▲ 图 7-1　刮肝俞、脾俞、肾俞

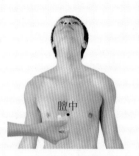

膻中

▲ 图 7-2 刮膻中

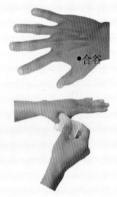

•合谷

▲ 图 7-3 刮合谷

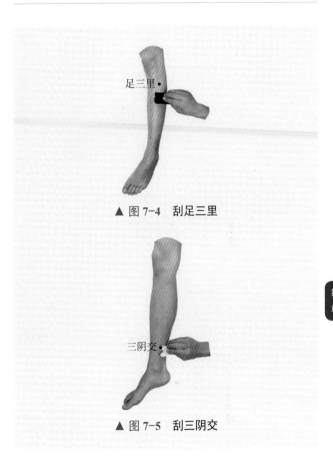

▲ 图 7-4　刮足三里

▲ 图 7-5　刮三阴交

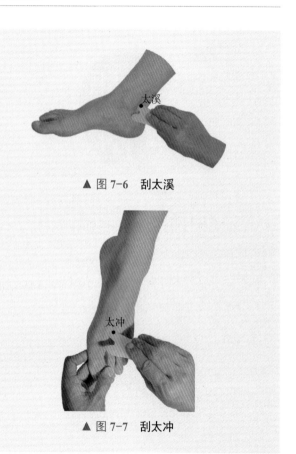

▲ 图 7-6　刮太溪

▲ 图 7-7　刮太冲

二、经前紧张综合征

【概述】

经前紧张综合征是指少数妇女在经前 1～2 周之内，尤其经前 2～3 天出现的周期性临床症候群，如头痛、乳胀、精神紧张、烦躁易怒、腹痛、水肿等，以致影响生活和工作，月经来潮后症状自然消失。

【刮痧治疗】

取穴：神门、百会、膻中、足三里、三阴交。

操作方法：先刮百会（图 7-8），再刮膻中（图 7-9），然后刮神门（图 7-10），最后刮足三里（图 7-11）、三阴交（图 7-12）。

【注意事项】

(1) 保持心情愉悦，避免紧张畏惧情绪。

(2) 适当参加体育运动。

第 7 章

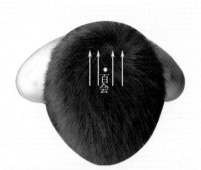

▲ 图 7-8　刮百会

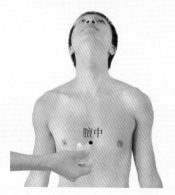

▲ 图 7-9　刮膻中

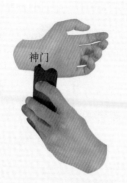

▲ 图 7-10　角刮神门

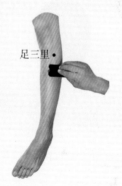

▲ 图 7-11　刮足三里

第7章

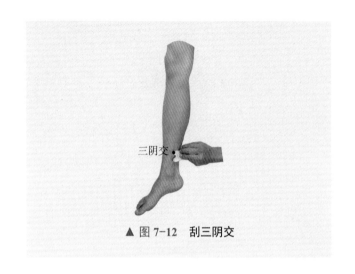

三阴交

▲ 图 7-12　刮三阴交

三、痛经

【概述】

痛经是指妇女在经期及其前后，出现小腹或腰部疼痛，甚至痛及腰骶的病证，多见于青春期女性。痛经分原发性和继发性两种。经过详细妇科临床检查未能发现盆腔器官有明显异常者，称原发性痛经，也称功能性痛经。继发性痛经则指生殖器官有明显病变者，如子宫内膜异位症、盆腔炎、肿瘤等。

【刮痧治疗】

取穴：命门至腰俞、关元至中极、地机、三阴交、太冲。

操作方法：先刮命门至腰俞，再刮关元至中极（图7-13），最后刮地机、三阴交（图7-14）、太冲（图7-15）。

【注意事项】

(1) 刮痧应避开行经期，选择经期前后各 2 周内进行。

(2) 应注意经期卫生，避免精神刺激，防止受凉或过食生冷食品，注意休息。

(3) 行经期应避免剧烈运动和过重的体力劳动。

第7章

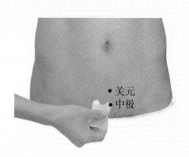

关元
中极

▲ 图 7-13　刮关元至中极

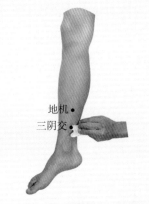

地机
三阴交

▲ 图 7-14　刮地机、三阴交

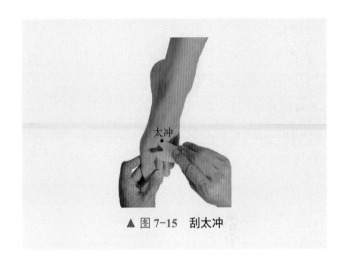

▲ 图 7-15 刮太冲

四、闭经

【概述】

女性如果超过 18 岁还没有来月经，或有过正常月经，但已停经 3 个月以上，称为闭经。有些少女初潮距第二次月经间隔几个月，或一两年内月经都不规律，两次月经间隔时间比较长，都不能算闭经。这是因为她们的生殖器官还没有发育成熟、卵巢的功能还不完善，属于正常的生理现象。

【刮痧治疗】

取穴：气海至关元、脾俞、血海、三阴交、太冲、次髎。

操作方法：先刮气海、关元（图7-16），再刮脾俞、次髎，最后刮血海、三阴交（图7-17）、太冲。

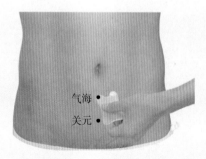

气海 •

关元 •

▲ 图7-16　刮气海、关元

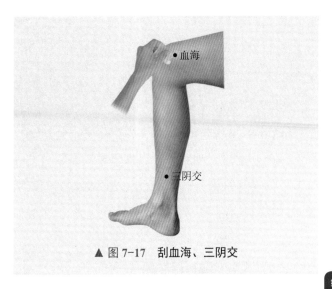

▲ 图 7-17　刮血海、三阴交

【注意事项】

　　宜调节情志，保持心情舒畅；增加营养，避免营养不良；适当运动，增强体质。

五、更年期综合征

【概述】

更年期综合征是指妇女在围绝经期或其后，因卵巢功能逐渐衰退或丧失，以致雌激素水平下降所引起的以植物神经功能紊乱、代谢障碍为主的一系列症候群。更年期就是指妇女的围绝经期，一般是45—55岁，平均绝经年龄是49岁。

月经紊乱不规则是更年期综合征的主要症状，自觉眩晕耳鸣、潮热、出汗、心悸、失眠、多梦、情绪烦躁易怒、记忆力减退、注意力不集中、有的可出现尿频、尿急、尿失禁、排尿不畅、尿潴留、皮肤出现皱纹、手背和面部可见褐色老年斑、毛发脱落并逐渐变白、血压升高等，症状一般可持续至绝经后2～3年。

【刮痧治疗】

取穴：百会、心俞、肾俞、厥阴俞、神门、内关、足三里、丰隆、三阴交。

操作方法：先刮百会，再刮心俞、肾俞、厥阴俞（图 7-18），然后刮神门（图 7-19）、内关（图 7-20），最后刮足三里、丰隆（图 7-21）、三阴交。

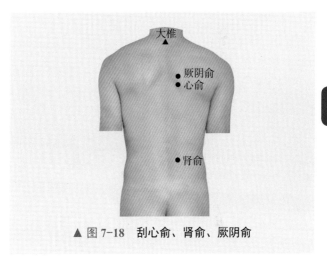

▲ 图 7-18 刮心俞、肾俞、厥阴俞

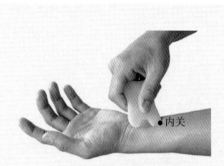

▲ 图 7-19 刮内关

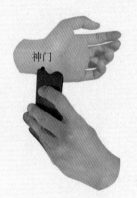

▲ 图 7-20 刮神门

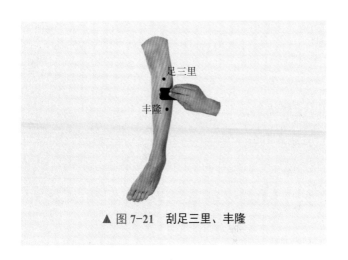

▲ 图 7-21　刮足三里、丰隆

【注意事项】

保持心情舒畅，学习了解正确的保健知识，正确对待更年期综合征。适当参加体育锻炼，增强体质，增强抗病能力。

六、产后发热

【概述】

产妇在产褥期出现发热，持续不减，甚至高热，并伴有其他症状者，叫作产后发热。其中包括因产褥感染所致的发热。若产后 1～2 日内出现轻微发热，属正常生理现象，不属病态。

【刮痧治疗】

取穴：大椎、曲池、外关、合谷、三阴交。

操作方法：先刮大椎（图 7-22），再刮曲池、外关、合谷（图 7-23）、三阴交。

【注意事项】

(1) 妊娠期应加强卫生宣教，做好孕期保健。

(2) 接生时严格实行无菌操作，减少产后出血，对出血多者及时纠正贫血。

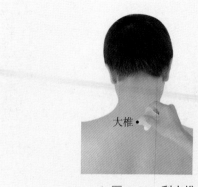

▲ 图 7-22　刮大椎

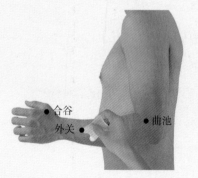

▲ 图 7-23　刮合谷、外关、曲池

(3) 产褥期应保持外阴清洁，禁止性交，防止感染。

(4) 保持室内空气新鲜，注意保暖。

(5) 分娩后采取半卧位，有利于恶露及炎性渗出物的排出。

(6) 注意饮食营养，加强身体防御能力。

七、产后腹痛

【概述】

产妇在产褥期发生与分娩或产褥有关的小腹疼痛，称产后腹痛。本病以新产妇多见，一般于产后1～2天出现，3～4天自行消失，少数疼痛剧烈或持续时间较长者需要治疗。

【刮痧治疗】

取穴：子宫、气海、关元、天枢至归来、膈俞、合谷、三阴交、血海、太冲。

操作方法：先刮子宫、气海、关元、天枢至归来、中极（图7-24），再刮三阴交、血海（图7-25）、合谷（图7-26）、太冲（图7-27），最后刮膈俞（图7-28）。

【注意事项】

治疗应配合妇科检查，以排除子宫内是否有胎盘残留或感染。

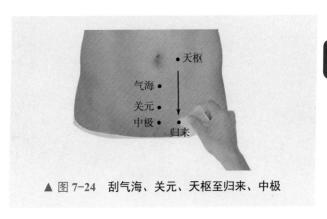

▲ 图 7-24　刮气海、关元、天枢至归来、中极

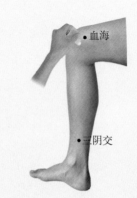

▲ 图 7-25 刮血海、三阴交

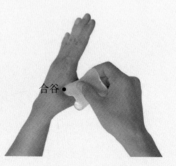

▲ 图 7-26 刮合谷

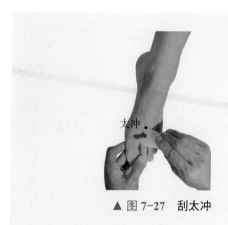

▲ 图 7-27 刮太冲

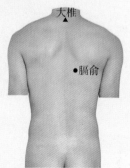

▲ 图 7-28 刮膈俞

八、产后缺乳

【概述】

产妇在哺乳时乳汁甚少或全无，不够甚至不能喂养婴儿者，称为产后缺乳。乳汁的分泌与乳母的精神、情绪、营养状况、休息和劳动都有关系。乳汁过少可能是由乳腺发育较差，产后出血过多或情绪欠佳等因素引起，感染、腹泻、便溏等也可使乳汁缺少，或因乳汁不能畅流所致。妊娠、分娩、哺乳是女性生理特点，是女性激素的一种正常调节。不哺乳不但影响婴儿的健康成长，也不利于产妇的康复，甚至会增加乳腺病的机会。因此，应大力提倡产后正常哺乳，对缺乳者应积极治疗。

【刮痧治疗】

取穴：膈俞至胃俞、膻中、中脘、足三里、期门、太冲、少泽。

操作方法：先刮膈俞至胃俞，再刮足三里、期门（图 7-29）、太冲（图 7-30）、少泽，最后刮膻中和中脘（图 7-31）。

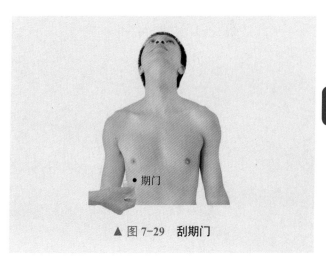

▲ 图 7-29　刮期门

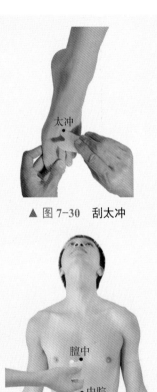

▲ 图 7-30　刮太冲

▲ 图 7-31　刮膻中、中脘

【注意事项】

(1) 母婴同室，及早哺乳。

(2) 养成良好的哺乳习惯，按需哺乳，勤哺乳，一侧乳房吸空后再吸另一侧。若乳儿未吸空，应将多余乳汁挤出。

(3) 保证产妇充分的睡眠和足够的营养。少食多餐，多食新鲜蔬菜、水果，多饮汤水，多食催乳食品，如花生米、黄花菜、木耳、香菇等。

(4) 调畅情志，产妇宜保持乐观、舒畅的心情。

九、产后便秘

【概述】

产后便秘时指产妇产后饮食如常，但大便数日不行或排便时干燥疼痛，难以解出的病证，或称产后大便难，是最常见的产后病之一。

【刮痧治疗】

取穴：肺俞、大肠俞、支沟、中脘、气海、天枢、血海、三阴交。

操作方法：先刮肺俞、大肠俞（图 7-32），再刮中脘、气海和天枢（图 7-33），然后刮支沟（图 7-34），最后刮血海（图 7-35）和三阴交。

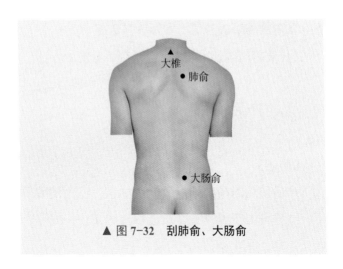

▲ 图 7-32　刮肺俞、大肠俞

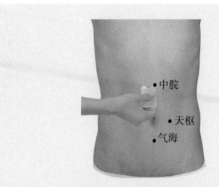

▲ 图 7-33 刮中脘、气海、天枢

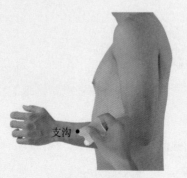

▲ 图 7-34 刮支沟

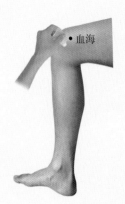

•血海

▲ 图7-35 刮血海

【注意事项】

(1) 注意饮食结构，宜多吃含纤维的食物，如蔬菜、水果。

(2) 加强产后锻炼，适当下床活动，坚持做产后保健操，养成定时大便的习惯。

十、女性不孕症

【概述】

育龄期夫妇同居 2 年以上，男方生殖功能正常，未采取避孕措施而未能怀孕者，称为不孕症。其中，从未受孕者称原发性不孕，曾有生育或流产又连续 2 年以上不孕者，称继发性不孕。造成不孕的原因包括排卵障碍，以及输卵管、子宫、子宫颈因素等。

【刮痧治疗】

取穴：气海、关元至中极、足三里、三阴交、肾俞、阴陵泉、太溪。

操作方法：先刮气海、关元至中极（图 7-36），再刮肾俞（图 7-37），最后刮阴陵泉、足三里、三阴交、太溪（图 7-38）。

第7章

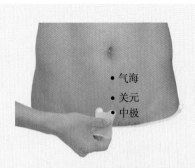

▲ 图 7-36　刮气海到中极

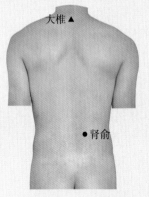

▲ 图 7-37　刮肾俞

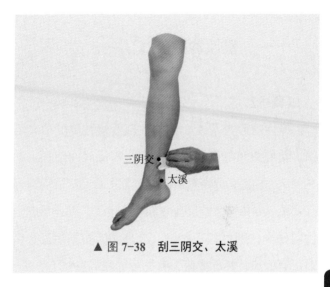

▲ 图 7-38 刮三阴交、太溪

【注意事项】

注意经期卫生，及时调治各种妇科疾病；保持心情乐观舒畅；注意适当休息，避免劳累。

十一、慢性盆腔炎

【概述】

慢性盆腔炎是指女性内生殖器及其周围结缔组织、盆腔腹膜的慢性炎症。本病病程时间较长，常在劳累、性交、月经前后加剧。其主要临床表现为月经紊乱、白带增多、腰腹疼痛及不孕等，如已形成慢性附件炎，则可触及肿块。全身症状多不明显，有时可有低热，易感疲劳，有的可导致继发性不孕症。

【刮痧治疗】

取穴：中极、关元、水道、归来、大赫、气穴、次髎、胞肓、肾俞。

操作方法：先刮中极、归来（图7-39）、关元、水道、大赫、气穴，再刮肾俞、次髎、胞肓（图7-40）。

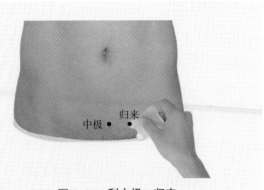

▲ 图 7-39　刮中极、归来

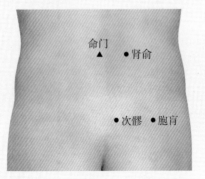

▲ 图 7-40　刮肾俞、次髎、胞肓

【注意事项】

(1) 注意经期、孕期及产褥期的卫生。

(2) 注意饮食营养，加强锻炼，增强体质。

(3) 人工流产术、放置避孕环术、诊断性刮宫术等宫腔手术后，应行抗炎治疗，预防感染。

(4) 积极治疗急性盆腔炎，以防转为慢性盆腔炎。

第 8 章　皮肤科疾病刮痧治疗

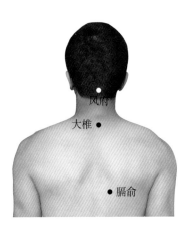

一、带状疱疹

【概述】

带状疱疹是由水痘带状疱疹病毒引起的急性炎症性皮肤病。

本病好发于胸背、面、颈、腰腹部等，发病前常有轻度发热、疲倦乏力、全身不适、皮肤灼热疼痛等症状，也可无前驱症状直接发病，出现单侧发疹，沿皮肤神经分布，出现于身体的某一侧，排列成带状，刺痛，局部出现不规则红斑，随之在红斑上多生数粟粒至绿豆大成群皮疹，迅即变为水疱，澄清透明，疱群间皮肤正常。皮疹消退后可留色素沉着。有些患者可在皮疹完全消退后仍遗留神经痛。

【刮痧治疗】

取穴：肺俞、风门、期门、血海、三阴交、太冲。

操作方法：先刮风门、肺俞（图 8-1），再刮期门（图 8-2），最后刮血海、三阴交（图 8-3）、太冲（图 8-4）。

【注意事项】

(1) 合理营养饮食，加强体育锻炼，增强体质，提高机体抗病能力。

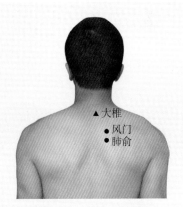

第8章

▲ 图 8-1　刮风门到肺俞

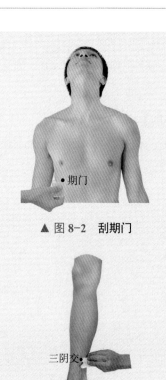

● 期门

▲ 图 8-2　刮期门

三阴交●

▲ 图 8-3　刮三阴交

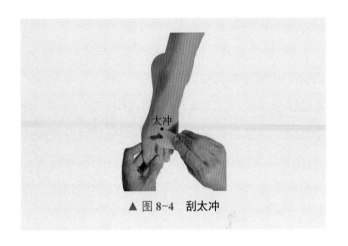

▲ 图 8-4　刮太冲

(2) 预防上呼吸道感染，积极治疗口腔、鼻腔的炎症。

二、荨麻疹

【概述】

荨麻疹，是一种常见的皮肤过敏变态反应疾病。

荨麻疹常见致病因素有食物（鱼、虾、牛奶、啤酒等）、植物（荨麻、漆、花粉等）、药物（青霉素、血清、呋喃唑酮等）、肠寄生虫（蛔虫、蛲虫等）、物理因子（冷、热等）等。此外，感染、病毒、细菌真菌、胃肠功能紊乱、内分泌紊乱、全身性疾病（风湿热、系统性红斑狼疮等）、精神紧张等亦可成为荨麻疹的致病原因。各种因素致使皮肤黏膜血管发生暂时性炎性充血与大量液体渗出，造成局部水肿性的损害而出现皮疹。

【刮痧治疗】

取穴：风府、大椎、膈俞、曲池、合谷、血海、足三里。

操作方法：先刮风府、大椎、膈俞（图8-5），再刮曲池（图8-6）、合谷（图8-7），最后刮血海（图8-8）、足三里。

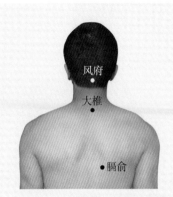

▲ 图 8-5　刮风府、大椎、膈俞

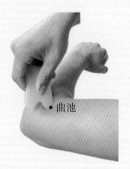

▲ 图 8-6　刮曲池

第8章

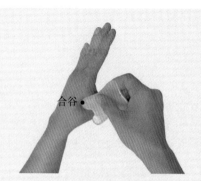

▲ 图 8-7　刮合谷

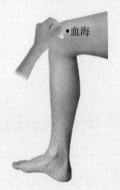

▲ 图 8-8　刮血海

【注意事项】

(1) 饮食宜清淡，避免刺激及易致敏食物，戒烟酒，保持大便通畅。

(2) 室内禁止放花卉及喷洒杀虫剂，以防再次致敏。

三、湿疹

【概述】

湿疹是一种常见的由多种内外因素引起的表皮及真皮浅层的炎症性皮肤病，是一种常见的过敏性皮肤病。湿疹多发生于 5 岁以内的儿童，亦可见于成人。本病好发于头面、耳后、四肢、手足、阴囊、女阴、肛门等部位。皮疹处皮肤潮红，有许多密集或散发性的粟米大小的红色丘疹或水疱，瘙痒，或皮肤溃烂，渗出液较多，常伴有大便干结、小便黄、

第8章

心烦口渴等症。慢性多经常反复发作，缠绵不愈，多出现鳞屑、苔藓样变等损害，皮肤遗留色素沉着及浅表性瘢痕。

【刮痧治疗】

取穴：肺俞、曲池、委中、阴陵泉、神门、大椎。

操作方法：先刮大椎、肺俞（图8-9），再刮曲池（图8-10）、神门，委中（图8-11），最后刮阴陵泉（图8-12）。

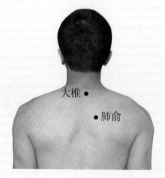

▲ 图8-9　刮大椎、肺俞

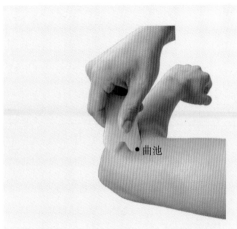

▲ 图 8-10 刮曲池

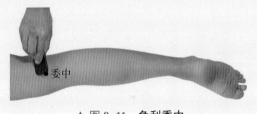

▲ 图 8-11 角刮委中

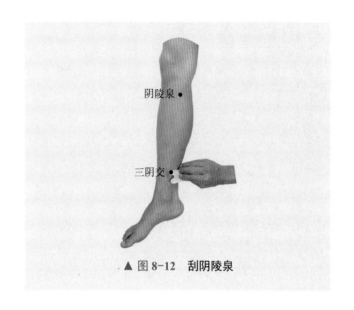

▲ 图8-12　刮阴陵泉

【注意事项】

(1) 湿疹患者饮食宜清淡，忌鱼、虾等海鲜食品及辛辣刺激性食物，忌酒。

(2) 保持皮肤清洁卫生，避免搔抓、烫洗，避免使用碱性肥皂。

四、神经性皮炎

【概述】

神经性皮炎是一种常见的慢性皮肤病，特点是皮肤有局限性苔藓样变，伴有阵发性瘙痒，又名慢性单纯性苔藓。皮损好发于颈侧、项部、四肢、骶尾部，亦可发生于外阴及头皮部，常为对称性。

【刮痧治疗】

取穴：风池、大椎、膈俞、肺俞、血海、足三里、委中。

操作方法：先刮风池、大椎、肺俞和膈俞（图8-13），再刮血海、足三里和委中（图8-14）。

【注意事项】

(1) 饮食忌辛辣刺激性食物；忌搔抓，忌用热水及肥皂洗擦。

第8章

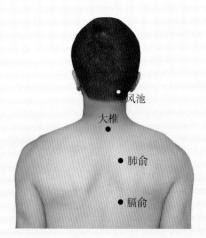

▲ 图 8-13　刮风池、大椎、肺俞和膈俞

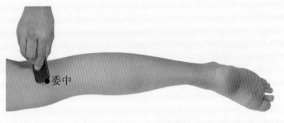

▲ 图 8-14　角刮委中

(2) 保持心情愉悦，避免精神紧张。

五、白癜风

【概述】

白癜风是一种常见的色素脱失性皮肤病，临床表现以局部或泛发性色素脱失，形成白斑为特征。男女均可发病，其中以青年人居多，全身任何部位均可发生，除皮肤呈现色素脱失、减退变白外，黏膜如口唇、阴唇、龟头等处也可出现颜色减退、变白，好发于阳光暴晒及摩擦受损伤的部位。

【刮痧治疗】

取穴：风池、肺俞、中脘、曲池、血海、三阴交。

操作方法：先刮风池、肺俞（图 8-15），再刮中脘（图 8-16），然后刮曲池（图 8-17），最后刮血海（图 8-18）、三阴交（图 8-19）。

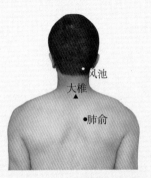

▲ 图 8-15　刮风池、肺俞

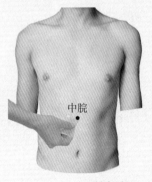

▲ 图 8-16　刮中脘

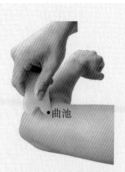

▲ 图 8-17　刮曲池

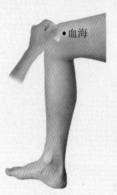

▲ 图 8-18　刮血海

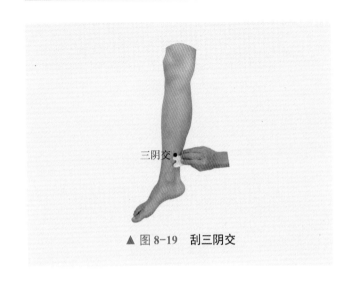

三阴交

▲ 图 8-19　刮三阴交

【注意事项】

(1) 要保持心情愉悦，避免精神紧张。

(2) 忌酒，忌食辛辣之品以及富含维生素 C 的食品（维生素 C 可诱发或加重白癜风），如橘子、葡萄、山楂、猕猴桃等。平时多吃一些含有酪氨酸及矿物质的食物，如肉、动物肝脏、蛋、奶、菜、豆、花生、黑芝麻、核桃等。

(3) 不可在大太阳底下暴晒，以防扩散。

六、痤疮

【概述】

痤疮又叫青春痘，是由于毛囊及皮脂腺阻塞、发炎所引发的一种皮肤病。青春期时，体内的荷尔蒙会刺激毛发生长，促进皮脂腺分泌更多油脂，毛发和皮脂腺因此堆积许多物质，使油脂和细菌附着，引发皮肤红肿的反应。发病人群以 15—30 岁为主的青年男女，所以才称为青春痘。30 岁以后病情一般可减轻或自愈。

【刮痧治疗】

取穴：肺俞、肾俞、膈俞、曲池、合谷、血海、足三里、丰隆。

第8章

操作方法：先刮肺俞、膈俞、肾俞（图 8-20），再刮曲池（图 8-21）、合谷（图 8-22），最后刮血海、足三里和丰隆（图 8-23）。

【注意事项】

(1) 注意保持面部清洁。

(2) 多吃蔬菜和水果，少吃脂肪、糖类和辛辣等刺激性食物，保持大便通畅。

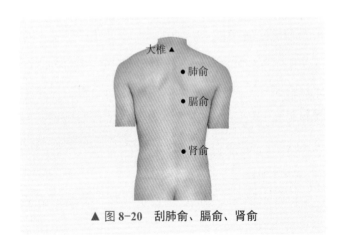

▲ 图 8-20　刮肺俞、膈俞、肾俞

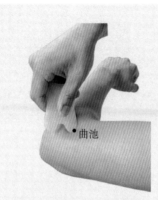

▲ 图 8-21 刮曲池

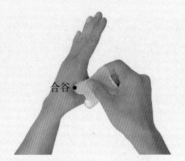

▲ 图 8-22 刮合谷

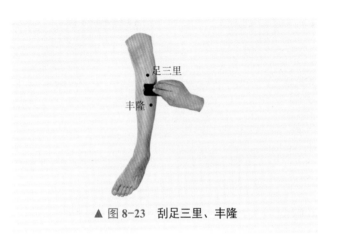

▲ 图 8-23　刮足三里、丰隆

(3) 切忌用手去挤压粉刺，以免引起化脓发炎，脓疮破溃吸收后形成瘢痕和色素沉着，影响美观。

七、色斑

【概述】

色斑包括雀斑、黑斑、黄褐斑和老年斑等，属色素障碍性皮肤病。雀斑是一种好发于颜面、颈部及手背部的黄褐色或暗褐色色素斑点，多在 6 岁左右出现，常随年龄的增长而增多。黑斑多发生在面部，呈黑色斑块，与长时间暴晒、化妆品过敏和内分泌失调、精神压力大等有密切关系。黄褐斑是发生于面部的淡褐色或褐色斑，为一种常见的色素沉着性皮肤病。老年斑，全称为"老年性色素斑"，是指在老年人皮肤上出现的一种脂褐质色素斑块，属于一种良性表皮增生性肿瘤。

【刮痧治疗】

取穴：风池、肺俞、肾俞、血海、阴陵泉、足三里。

操作方法：先刮风池、肺俞、肾俞，再刮血海、阴陵泉、足三里。

【注意事项】

(1) 保持心情愉悦，避免精神紧张，保证充足

第 8 章

的睡眠。

(2) 注意不要长时间在阳光下暴晒，慎用各种化妆品。

(3) 宜多吃新鲜水果蔬菜，少食辛辣刺激性食物。

八、酒渣鼻

【概述】

酒渣鼻又称酒糟鼻，是发于鼻部的一种慢性炎症皮肤病。临床表现为外鼻皮肤发红，鼻尖最为显著。由于局部皮脂腺分泌旺盛，鼻子显得又红又亮，病情进一步发展，皮肤会增厚，甚至长出小脓疮或皮疹，外观粗糙不平，类似酒糟样。

【刮痧治疗】

取穴：印堂、内庭、肺俞、胃俞、大椎、行间、血海。

操作方法：先刮印堂（图 8-24），再刮大椎、肺俞、胃俞，然后刮血海（图 8-25），最后刮内庭、行间（图 8-26）。

【注意事项】

(1) 本病初起时，应尽早治疗，防止病情发展加重。

(2) 戒烟酒，少食辛辣、油腻食物。

(3) 经常洗脸，保持面部的卫生，尤其是鼻部周围。

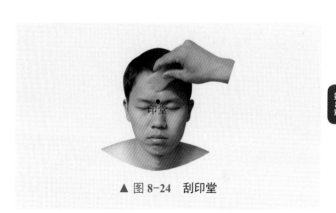

▲ 图 8-24　刮印堂

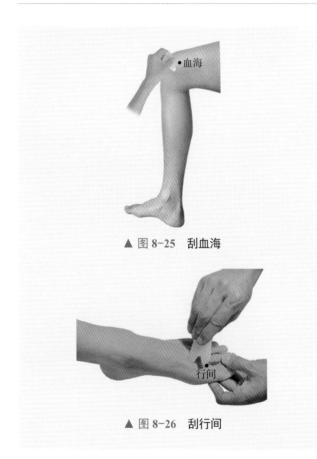

▲ 图 8-25　刮血海

▲ 图 8-26　刮行间

九、斑秃

【概述】

斑秃为一种骤然发生的斑状脱发，目前病因尚不明了。不少病例发病前有精神创伤，如长期焦急、忧虑、悲伤、精神紧张和情绪不安等现象。有时在病程中，这些精神因素可使病情迅速加重。遗传因素也可能成为发病原因之一。脱发现象继续增多，每片亦扩展，可互相融合形成不规则形，若继续进展可以全秃。严重者眉毛、睫毛、腋毛、阴毛和全身毳毛也都脱落，即为普秃。

【刮痧治疗】

取穴：百会、头维、风池、风府、阿是穴（脱发区）、肝俞、肾俞。

操作方法：先刮阿是穴（脱发区），再刮百会、风池、风府（图 8-27）、头维（图 8-28），最后刮肝俞和肾俞（图 8-29）。

【注意事项】

(1) 生活作息应有规律，保证充足的睡眠，忌疲劳过度，保持情绪稳定，忌焦躁、忧虑。

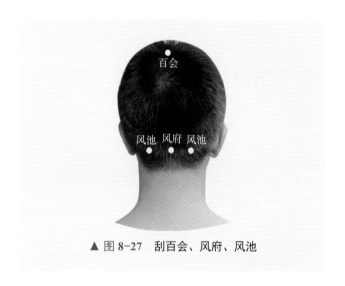

▲ 图 8-27　刮百会、风府、风池

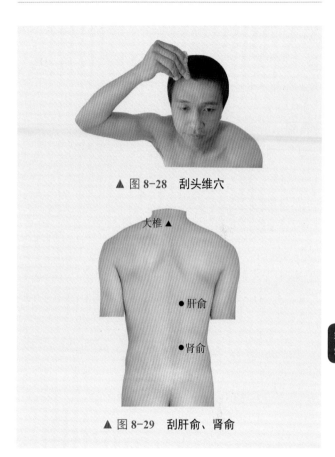

▲ 图 8-28 刮头维穴

▲ 图 8-29 刮肝俞、肾俞

(2) 斑秃患者忌用碱性强的洗发剂，因洗发水中的强碱性物质对毛囊有极大的损害作用，可加速毛囊的萎缩，而加重病情。

第 9 章 五官科疾病刮痧治疗

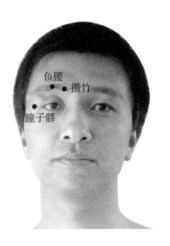

鱼腰
攒竹
瞳子髎

一、沙眼

【概述】

沙眼是由沙眼衣原体引起的一种慢性传染性结膜角膜炎，是眼科常见病症之一，也是致盲眼病之一。本病多为急性发病，临床表现为眼部有异物感、畏光、流泪，黏液或黏液性分泌物增多，眼睑红肿，结膜明显充血。数周后急性症状消退，进入慢性期，此时可无任何不适或仅觉眼易疲劳。晚期可留后遗症，严重影响视力甚至失明。

【刮痧治疗】

取穴：肝俞、光明、风池、阳白、攒竹、瞳子髎、承泣、四白。

操作方法：先刮风池、肝俞，再刮光明，最后点揉阳白、攒竹、瞳子髎、承泣和四白（图 9-1）。

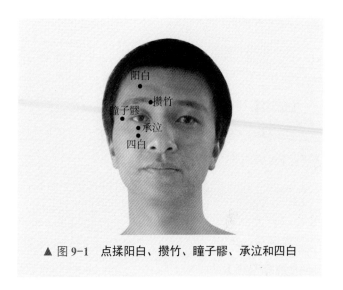

▲ 图 9-1 点揉阳白、攒竹、瞳子髎、承泣和四白

【注意事项】

培养良好卫生习惯，不共用毛巾、脸盆，经常消毒。

二、白内障

【概述】

白内障是晶状体或其囊膜失去正常的透明性，发生局部或全部晶状体混浊而影响视力的一种常见眼科病症。临床表现为视物模糊，可有畏光、看物体颜色较暗或呈黄色，甚至复视（双影）及看物体变形等症状。

【刮痧治疗】

取穴：睛明、攒竹、鱼腰、风池、肝俞、肾俞、足三里。

操作方法：先点揉头面部睛明、攒竹、鱼腰，再刮风池，然后刮肝俞、肾俞（图9-2），最后刮足三里（图9-3）。

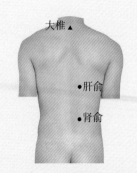

▲ 图 9-2　刮肝俞、肾俞

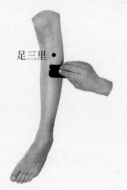

▲ 图 9-3　刮足三里

【注意事项】

(1) 积极防治眼部及全身性慢性病，尤其是糖尿病易并发白内障。

(2) 饮食宜含丰富的蛋白质、钙、微量元素，多食含维生素 A、B、C、D的食物。

(3) 戒烟，实践证实吸烟者更易患白内障。

三、假性近视

【概述】

假性近视是相对真性近视而言。患假性近视的人多为用眼不卫生者，特别是中、小学生比较突出。青少年、儿童读书期间用眼过度及不注意用眼卫生，使睫状肌经常处于持续紧张的收缩状态，从而引起睫状肌痉挛，导致看远处东西模糊不清；如果睫状肌的痉挛状态得以解除，晶状体就可以恢复变平，视力则恢复正常。假性近视如果能够及时纠正和治疗，注意用眼卫生，合理使用眼睛，视力可以恢复正常。如果日久不治就会发展成真性近视。

【刮痧治疗】

取穴：风池、肝俞、肾俞、光明、攒竹、鱼腰、瞳子髎、承泣、四白。

操作方法：先刮风池、肝俞、肾俞，再刮光明，最后点揉攒竹、鱼腰、瞳子髎（图 9-4）、承泣、四白。

【注意事项】

(1) 必须从小培养良好的用眼习惯。连续看书或用电脑等时间不宜过久。

(2) 坚持做眼保健操。

(3) 读书写字要有适当的光线，光线宜自然柔和明亮、不可太暗也不可刺眼。

(4) 应多吃含维生素较丰富的食物，如各种蔬菜及动物的肝、蛋黄等。

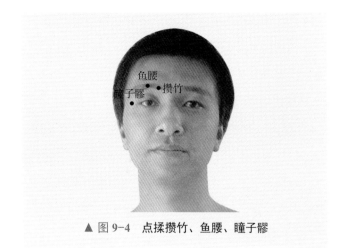

▲ 图 9-4　点揉攒竹、鱼腰、瞳子髎

四、耳鸣

【概述】

耳鸣是患者耳内或头内有声音的主观感觉，但外界并无相应的声源存在。患者可感觉耳内有蝉鸣声、嗡嗡声、嘶嘶声等单调或混杂的响声。耳鸣的病因比较复杂，一般可分为两大类：一类是耳源性疾病 (即与耳部疾病相关)，往往伴有听力下降，如由耳毒性药物中毒、病毒感染、内耳供血不足等引起；另一类是非耳源性疾病，除了有耳鸣外，常伴有相应疾病的其他症状，如心血管疾病、高血压病、糖尿病、脑外伤等。

【刮痧治疗】

取穴：肝俞至肾俞、百会、命门、关元、太溪、头临泣、足临泣、血海、太冲、神门、中渚。

操作方法：先刮百会（图 9-5），再刮肝俞至肾俞、命门（图 9-6），最后刮关元（图 9-7）、太溪、头临泣、足临泣、血海、太冲（图 9-8）、神门（图 9-9）、中渚。

【注意事项】

耳鸣是慢性疾病，需要坚持治疗才能收效，保持心情愉悦，劳逸结合，饮食忌辛辣之品，戒烟限酒。

第9章

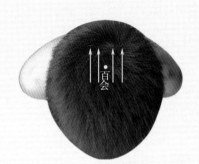

▲ 图 9-5　刮百会

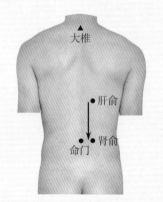

▲ 图 9-6　刮肝俞到肾俞、命门

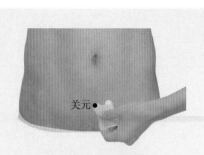

▲ 图 9-7 刮关元

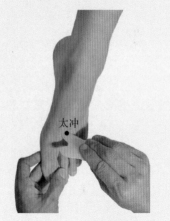

▲ 图 9-8 刮太冲

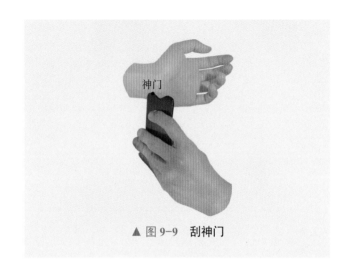

▲ 图9-9　刮神门

五、慢性鼻炎

【概述】

　　慢性鼻炎是鼻腔黏膜和黏膜下层的慢性炎症。慢性单纯性鼻炎症状主要为鼻塞和多涕，鼻塞多为间歇性和交替性，活动时鼻塞减轻，夜间、寒冷或静坐时加重，鼻涕常为黏液性，较黏稠。慢性肥厚性鼻炎症状为鼻塞重，多呈持续性，鼻涕不多，呈黏液性或脓性，不易擤出，易产生慢性咽炎和咳嗽，常伴有耳鸣、听力减退、头昏、头痛、失眠、精神萎靡等。

【刮痧治疗】

取穴：百会、风池、风门、曲池、手三里、合谷、上星、攒竹、迎香、印堂。

操作方法：先刮百会、风池（图 9-10）、风门、曲池、手三里、合谷（图 9-11），再点揉上星、攒竹、迎香、印堂。

【注意事项】

(1) 鼻炎患者应劳逸结合，保证充足睡眠，避免受凉，戒烟酒。

(2) 加强体育锻炼，如晨跑、冷水浴或冷水洗脸等运动，增强身体抵抗力。

第9章

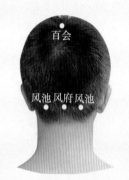

▲ 图 9-10 刮百会、风池

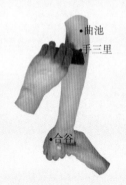

▲ 图 9-11 刮曲池、手三里、合谷

六、鼻衄

【概述】

鼻衄即鼻出血，可见一侧或双侧，出血量或多或少，有的仅表现为鼻腔有几滴血流出或在回缩的鼻涕中混有一些血丝、血块。有的出血量较多，来势凶猛，甚至可因出血过多而引起休克。

【刮痧治疗】

取穴：大椎、风池、上星、通天、合谷、迎香。

操作方法：先刮风池、大椎（图 9-12），再刮上星、通天，然后刮迎香，最后刮合谷。

【注意事项】

平时应禁食辛燥刺激食物，以免资助火热，加重病情。注意锻炼身体，天气干燥时，应饮服清凉饮料。

第9章

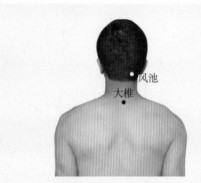

▲ 图 9-12　刮风池、大椎

七、牙痛

【概述】

牙痛是指牙齿因各种原因引起的疼痛，为口腔疾患中常见的症状之一。剧烈牙痛，牙龈红肿，口臭难闻，可伴有局部发热，喜漱冷水等症，或表现为牙痛隐隐，时轻时重，牙龈萎缩，口臭不显，无局部发热，喜漱热水等症。

【刮痧治疗】

取穴：胃俞至肾俞、下关、颊车、内庭、合谷、太溪。

操作方法：先刮胃俞至肾俞（图 9–13），再点揉下关（图 9–14）、颊车（图 9–15）、内庭、合谷和太溪（图 9–16）。

【注意事项】

刮痧对于牙龈炎、牙周炎、牙神经痛、下颌关节炎等疾病引起者疗效较好。但若有龋齿、牙齿松动者应及时到口腔科就诊，不宜使用刮痧疗法。

八、口腔溃疡

【概述】

口腔溃疡是指发生在口腔黏膜上的浅表性溃疡，

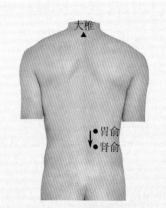

▲ 图 9-13　刮胃俞至肾俞

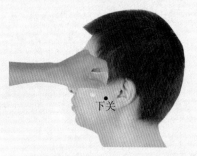

▲ 图 9-14　点揉下关

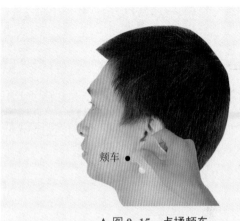

▲ 图 9-15　点揉颊车

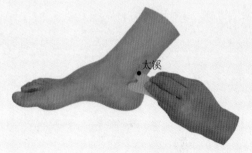

▲ 图 9-16　点揉太溪

是临床常见病、多发病。溃疡面如米粒至黄豆大小、成圆形或卵圆形，溃疡面中央凹陷、周围潮红，可因刺激性食物引发疼痛，一般 1～2 周可以自愈。一年可发病数次，也可以一个月发病数次，甚至新旧病变交替出现。西医认为绝大多数口腔溃疡是由于感染病毒所致。

【刮痧治疗】

取穴：心俞、脾俞、合谷、太溪、三阴交、地仓、颊车。

操作方法：先刮心俞、脾俞（图 9-17），再刮地仓、颊车（图 9-18），然后刮合谷（图 9-19），最后刮三阴交、太溪（图 9-20）。

【注意事项】

(1) 注意口腔卫生，避免损伤口腔黏膜，少食辛辣性食物，避免局部刺激。

(2) 保证充足的睡眠时间，避免过度疲劳。

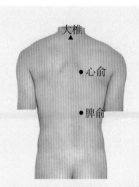

▲ 图 9-17　刮心俞、脾俞

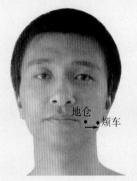

▲ 图 9-18　刮地仓到颊车

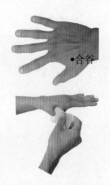

▲ 图 9-19　刮合谷

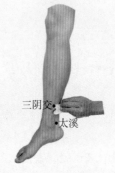

▲ 图 9-20　刮三阴交、太溪

(3) 加强体育锻炼，增强体质。

九、慢性咽炎

【概述】

慢性咽炎即咽黏膜慢性炎症。多发于成年人，症状多见咽部不适，发干、异物感或轻度疼痛、干咳、恶心，咽部充血呈暗红色，咽后壁可见淋巴滤泡。

【刮痧治疗】

取穴：太溪、照海、鱼际、天突、少商、商阳、丰隆。

操作方法：先刮颈部天突（图9-21），再刮鱼际，放痧少商、商阳，最后刮丰隆（图9-22）、照海，太溪（图9-23）。

【注意事项】

(1) 戒烟酒、忌辛辣食品。

(2) 避免过度用嗓。

(3) 患者可饮药茶，如在茶里加生地、沙参、麦冬等，该法既方便，又可持久，天天饮用，对慢性咽炎很有好处。

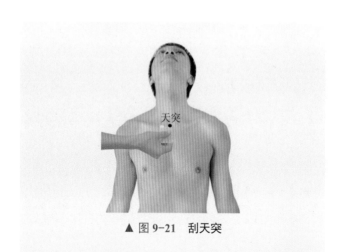

▲ 图 9-21　刮天突

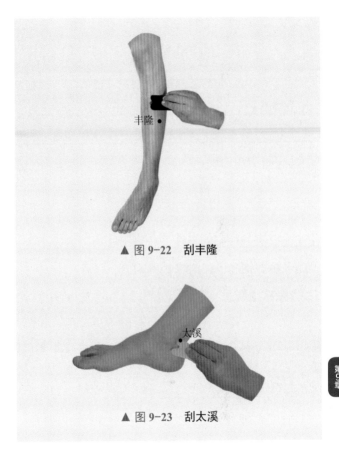

▲ 图 9-22　刮丰隆

▲ 图 9-23　刮太溪

十、咽神经官能症

【概述】

咽神经官能症，咽喉中常有异物感，但不影响进食。本病属中医学"梅核气"范畴，如梅核阻于喉头，咯之不出，咽之不下。本病既无全身病变，更无前驱症状，反觉喉头有异物感，无疼痛，往往在工作紧张时或睡着后或专心做事时可以完全消失，闲暇无事或情志不畅时异物感明显。

【刮痧治疗】

取穴：大椎、大杼、膏肓、神堂、身柱、膈俞、肝俞、三阴交。

操作方法：先刮背部大椎、大杼、膏肓、神堂、身柱、膈俞、肝俞（图9-24），再刮三阴交（图9-25）。

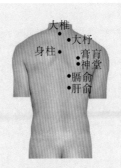

▲ 图 9-24　刮大椎、大杼、膏肓、神堂、
身柱、膈俞、肝俞

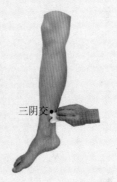

▲ 图 9-25　刮三阴交

第
9
章

353

【注意事项】

(1) 调节情志，保持心情舒畅。

(2) 少食辛辣食物。

(3) 加强体育锻炼，增强体质。

第 10 章　刮痧保健

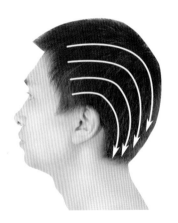

一、减肥

刮痧减肥是指通过刮拭人体体表特定部位和穴位来达到减少体内多余脂肪的一种刮痧疗法。刮痧疗法通过刺激经络腧穴，可调节阴阳、调理脏腑、疏通经络、健脾和胃、增强正气、从而增强机体的生理功能和抗病能力。现代医学认为刮痧能加快新陈代谢，促进体内毒素排出，促进脂质代谢等，故能起到减轻体重，纠正亚健康状态和防病治病的作用。在刮痧的过程中，可根据经具体肥胖部位选择相应经络和穴位进行刮痧。

【刮痧操作】

取穴：身柱至命门、中脘、气海至关元、丰隆、上巨虚、阴陵泉、三阴交。

操作方法：先刮身柱至命门（图 10-1），再刮中脘、气海至关元（图 10-2），最后刮丰隆、上巨虚、阴陵泉、三阴交（图 10-3）。

【注意事项】

减肥治疗的同时必须加强体育锻炼和节制饮食，少食高糖、高脂、高热量的食物，多食水果、蔬菜。

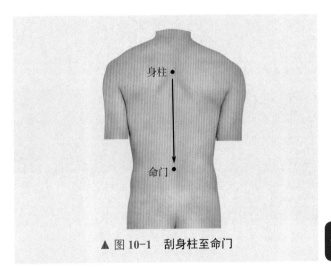

▲ 图 10-1　刮身柱至命门

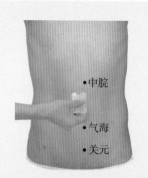

▲ 图 10-2　刮中脘到关元

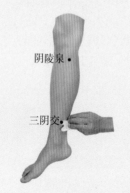

▲ 图 10-3　刮阴陵泉、三阴交

二、保健

刮痧保健是指通过刮拭人体体表特定部位和穴位来达到预防疾病、强身健体、延年益寿的一种刮痧疗法。刮痧疗法通过刺激经络腧穴，可调节阴阳、调理脏腑、疏通经络、健脾和胃、增强正气、抵御外邪，从而增强机体的生理功能和抗病能力。现代医学认为刮痧有加快新陈代谢，促进体内毒素排出，调节神经体液增强免疫功能的作用等，故能起到抗疲劳、消除紧张、抗抑郁、纠正亚健康状态和防病治病的作用。

1. 头部保健刮痧

【刮痧操作】

(1) 以百会为起点，呈放射状经过四神聪穴向四周刮至发际处，各刮拭30次，或使头皮发热即可（图10-4）。

(2) 自枕骨处开始，经风府、哑门刮至后发际处，刮30次，再从风府刮至翳风，左右各30次（图10-5）。

(3) 自头维及鬓角处开始，从前向后成弧形沿耳部，经过耳尖、耳后刮至风池及后发际，左右各30次（图10-6）。

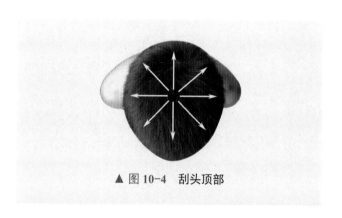

▲ 图10-4 刮头顶部

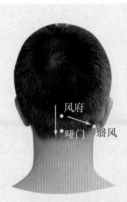

▲ 图 10-5　刮后头部

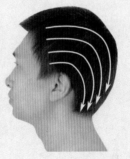

▲ 图 10-6　刮侧头部

【功效】

头部保健刮痧不仅直接刺激头部神经末梢，缓解局部肌肉紧张，还可有效地改善头部的血液循环，提高大脑的摄氧量，从而增强中枢神经系统的调节功能，还有益智健脑、增强记忆、缓解疲劳、消除精神压力的功效，同时可预防和治疗脑动脉硬化、脑中风、神经衰弱、各种头痛、眩晕、耳鸣、失眠等疾病，此外还有延缓衰老的作用。

【注意事项】

头部刮痧一般不用润滑剂，采用平补平泻手法，一般用刮板边缘刮拭。头部保健刮痧可每日一次。

2. 颈、肩、腰背部保健刮痧

【刮痧操作】

(1) 从风池刮至肩井，左右各刮 30 次（图 10-7）。

(2) 沿脊椎自上而下从大椎刮至长强，刮 30 次（图 10-8）。

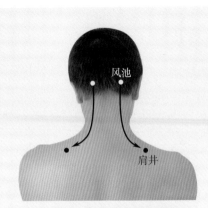

▲ 图 10-7　刮风池到肩井

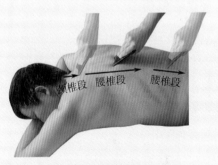

▲ 图 10-8　脊柱部刮痧示意

(3) 自上而下刮拭脊柱两侧膀胱经，左右各 30 次（图 10-9）。

【功效】

督脉统领全身阳经，膀胱经上有对应人体五脏六腑的俞穴，脊椎是人体骨骼系统和神经系统极为重要的组成部分。经常刮拭颈肩腰背部，能调节神经系统，强身壮体，消除疲劳，并对全身各系统脏腑的病变有良好的预防和治疗作用。

【注意事项】

颈、肩、背背部保健刮痧须定时刮拭，一般每周刮拭一次，用平补平泻法。

3. 胸腹部保健刮痧

【刮痧操作】

(1) 自上而下，从天突经膻中刮至中脘 30 次（图 10-10）。

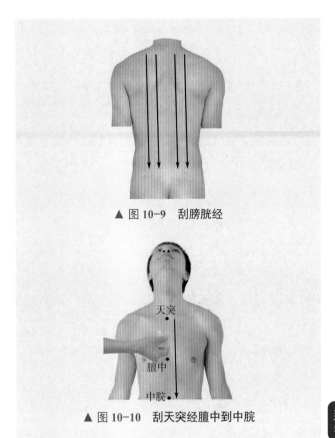

▲ 图 10-9　刮膀胱经

▲ 图 10-10　刮天突经膻中到中脘

(2) 以前正中线（胸骨柄）为起点，沿肋间隙由内向外上方刮拭，从第（一）第二肋间隙逐一下刮至第七、第八肋间隙，上刮至云门、中府，中刮至腋中线（避开乳房），下刮至期门、日月，左右各刮30次（图10–11）。

(3) 自上而下，从中脘刮至曲骨，中途避开肚脐，刮30次（图10–12）。

(4) 自上而下，从梁门经天枢刮至气冲30次（图10–12）。

(5) 自上而下，从腹哀经腹结刮至府舍30次（图10–12）。腹部刮痧宜先刮腹中线，后刮左腹侧，再刮右腹侧。

【功效】

人体胸、腹部包含着五脏六腑的所有脏器，胸腹部又有任脉、肾经、胃经、脾经、肝经、胆经的循行。胸腹部保健刮痧可宽胸利膈，调理肺胃气机，可预防

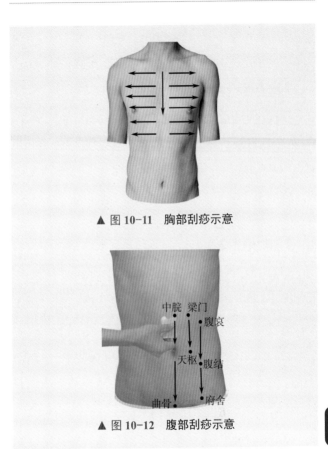

▲ 图 10-11　胸部刮痧示意

▲ 图 10-12　腹部刮痧示意

和治疗胸闷胸痛、咳喘、各种消化系统疾病，此外还可预防和调理阳痿、小便不利和月经失调等病变。

【注意事项】

胸腹部保健刮痧要持之以恒，每天刮拭一次，用平补平泻法。胸部刮拭宜轻，腹部刮拭宜重，根据受术者的体质状况灵活掌握。

4.四肢部保健刮痧

【刮痧操作】

(1) 上肢外侧手三阳经：手阳明大肠经从曲池刮至商阳；手少阳三焦经从天井刮至关冲；手太阳小肠经从小海刮至少泽（图10-13）。

(2) 上肢内侧手三阴经：手太阴肺经从尺泽刮至少商；手厥阴心包经从曲泽刮至中冲；手少阴心经从少海刮至少冲（图10-14）。

(3) 下肢外后侧组三阳经：足阳明胃经从犊鼻刮

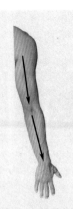

▲ 图 10-13　上肢外侧刮痧示意

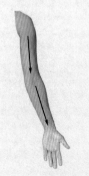

▲ 图 10-14　上肢内侧刮痧示意

至厉兑；足少阳胆经从阳陵泉刮至足窍阴；足太阳膀胱经从委中刮至至阴（图10-15）。

(4) 下肢内侧足三阴经：足太阴脾经从阴陵泉刮至隐白；足厥阴肝经从膝关刮至大敦；足少阴肾经从阴谷刮至涌泉（图10-16）。

以上各部均按经脉循行方向刮拭，用平补平泻法，各刮拭30次。

【功效】

四肢肘膝以下有十二经脉重要的五输穴、原穴、络穴、郄穴等，这些特定穴有重要的作用。四肢保健刮痧可疏通经络、畅达气血，对四肢关节的病变有良好的预防和治疗作用，如各种肢体疼痛、无力、麻木、瘫痪等病症。

【注意事项】

肘、膝关节以下保健刮痧一般每日1次，刮拭前要涂抹活血剂，以增加舒经活络的效果，肌肉丰

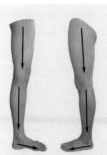

下肢内侧　下肢外侧

▲ 图 10-15　下肢刮痧示意（内外侧）

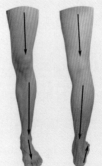

下肢正面　下肢背面

▲ 图 10-16　下肢刮痧示意（正背面）

第
10
章

满处宜重刮，骨骼附近部位宜轻刮。

三、美容

美容刮痧是根据刮痧治病的原理派生出来的一种新的美容方法。面部经络腧穴因刮拭刺激而产生热效应，使面部血容量和血流量增加，受损的细胞激活，促进代谢产物交换排出，最终达到排毒养颜，舒缓皱纹活血祛斑，护肤美容的功效。

【刮痧操作】

(1) 眼目：受术者闭眼，术者用刮板边角对着两眼上睑，从内眼角向外眼角轻轻刮摩 20 次。

(2) 鼻旁：术者用拇指按住鼻孔侧面，左右轮换，用刮板角刮摩两旁迎香穴处，左右各刮摩 20 次。

(3) 口角：术者用刮板边角沿着口角四周，分别轻轻刮摩，其上下左右分别刮摩 20 次。

(4) 两耳：术者以刮板边角刮两耳珠之前方耳门上，从上到下刮摩，左右两耳分别刮摩 20 次。

(5) 脸面：用刮板平刮，由眼目朝下，或是由鼻、口角向外耳处刮摩，左右各刮摩 20 次（图 10-17）。

【注意事项】

刮痧美容贵在坚持，每天早晚各刮 1 次。面部皮肤细嫩而薄，手法要轻柔，不可过度刮拭，让刮痧部位皮肤转变成润红色，而不出痧即可。

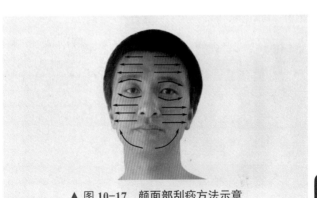

▲ 图 10-17　颜面部刮痧方法示意

第10章

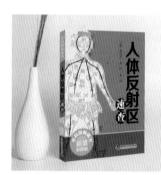

书名：人体反射区速查
定价：19.80 元

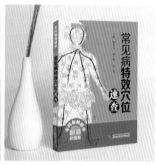

书名：常见病特效穴位速查
定价：19.80 元

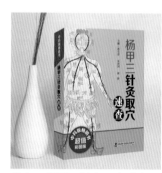

书名：杨甲三针灸取穴速查
定价：29.80 元

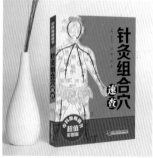

书名：针灸组合穴速查
定价：19.80 元